よくわかる血液内科

萩原 將太郎　筑波大学医学医療系教授　水戸地域医療教育センター

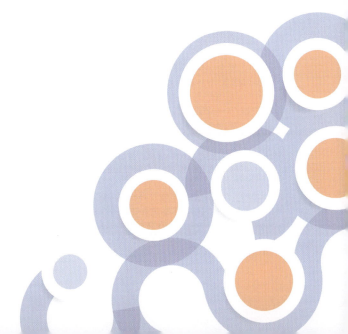

医学書院

よくわかる血液内科

発　行	2018年1月1日　第1版第1刷Ⓒ
	2023年12月1日　第1版第3刷

執　筆　萩原將太郎
　　　　はぎわらしょうたろう

発行者　株式会社　医学書院
　　　　代表取締役　金原　俊
　　　　〒113-8719　東京都文京区本郷1-28-23
　　　　電話　03-3817-5600（社内案内）

印刷・製本　横山印刷

本書の複製権・翻訳権・上映権・譲渡権・貸与権・公衆送信権（送信可能化権を含む）は株式会社医学書院が保有します．

ISBN978-4-260-03207-0

本書を無断で複製する行為（複写，スキャン，デジタルデータ化など）は，「私的使用のための複製」など著作権法上の限られた例外を除き禁じられています．大学，病院，診療所，企業などにおいて，業務上使用する目的（診療，研究活動を含む）で上記の行為を行うことは，その使用範囲が内部的であっても，私的使用には該当せず，違法です．また私的使用に該当する場合であっても，代行業者等の第三者に依頼して上記の行為を行うことは違法となります．

JCOPY　〈出版者著作権管理機構　委託出版物〉
本書の無断複製は著作権法上での例外を除き禁じられています．複製される場合は，そのつど事前に，出版者著作権管理機構（電話 03-5244-5088，FAX 03-5244-5089，info@jcopy.or.jp）の許諾を得てください．

推薦のことば

　症例検討会で，血液疾患，特に悪性リンパ腫などは頻出疾患である．その理由は全身に表現される臨床像の多様性にあり，内科医の総合診療的な力が最も試される疾患であるためである．ちなみに本邦に導入が遅れた専門領域に感染症，膠原病，そして血液・腫瘍学の3つがあり，それらの共通点は「特定の臓器を扱わない」点，すなわち全身を診る点にある．いわゆる総合診療的資質が求められる専門領域である．

　筆者が最も信頼する血液内科医である萩原將太郎先生は沖縄県立中部病院の後輩であり，それゆえに血液内科専門医である前に優れた総合診療医である．彼に症例を相談するようになって既に20年を超えるが，その安定感は揺るぎがない．萩原先生は，また研修医教育も旨いが，これもその基礎となる総合診療的アプローチを重視する姿勢ゆえである．

　本書のタイトルは「よくわかる血液内科」であるが，通読して感じることは，基礎的な病態生理の説明など，その専門性の高さであり，各章の冒頭にある実際の症例に象徴されるように臨床的に書かれた教科書・成書の印象に近い．このため簡単に「総合診療の初学者が通読」できるようなタイプの本ではない．その意味では貧血や血小板減少，リンパ節腫脹といった個別の問題に遭遇した時に辞書的・教科書的に開くといったことのほうが使い方としてはよいのではないかと個人的には思う．もちろん，第8章（危ない病気・症状を見逃さないために）のような腫瘍学的緊急症（Oncological emergency）といった内容は初学者も目を通しておくべきである．

　「血液内科学が得意科目になるシリーズ」と題して，医学書院 総合診療医学誌である『JIM』『総合診療』に連載された内容などをもとに編纂され

た本書が初学者からベテランまでの多くの読者を得ることを望みます．

2017年11月

感染症コンサルタント　　青木　眞

はじめに

　血液は，からだ中を隈なく流れ，酸素運搬のみならず，感染防御，腫瘍免疫までを司る重要な生命維持システムです．そして血液の疾患は全身の病気であり，見逃すと重篤な状況に陥ることが少なくありません．

　と，ここまで読んだだけで「あっ，やっぱり血液は難しそう．できれば避けて通りたい」と思う読者も多いのではないでしょうか？

　でも，気軽に相談できる血液内科医がいない．血液の勉強をしてみたいけれど専門書は取っ付きにくい．う～ん，困りましたね．

　本書は，「血液内科学が♡得意科目♡になるシリーズ」として医学書院の医学誌『JIM』『総合診療』で2年間連載した内容に，筑波大学附属病院水戸地域医療教育センター水戸協同病院で総合診療科の若手医師を対象に行った5年分の特別講義録を加えて書き直したものです．

　各章はクリニカルプロブレム毎に分かれており，数話ずつの代表的な症例を紹介しています．症例をもとに一緒に推理しながら楽しく血液内科を学べるように工夫しました．

　読者の皆さんが，
　1．血液を理解して，患者さんにもわかりやすく説明できる
　2．病気の鑑別診断ができる
　3．初期対応ができ，必要な場合には適切に専門医につなぐことができる
これら，3つのことができるようになることが目標です．

　総合診療，一般内科を担当している先生方はもちろん，ジェネラリストとして活躍されているすべての医師，研修医，レジデント，コメディカ

ル，これから医療者をめざす学生さん達のお役に立てれば幸いです．

2017 年 12 月

萩原將太郎

謝辞

　本書を執筆するにあたり，数多くの先輩，同僚，友人，研修医，レジデント，および検査技師さんたちに多大なる御協力を頂きました．

　特に，筑波大学附属病院水戸地域医療教育センターのスタッフ，レジデントおよび研修医の先生達，末梢血液像アトラス作成にご尽力いただいた国立国際医療研究センター検査部の手塚俊介主任，事務作業などをサポートしてくれている宮川友子さん，鈴木百合子さん，鈴木裕子さん，技術員の矢加部龍さん．日ごろ，大変お世話になっている東京女子医科大学血液内科田中淳司教授をはじめ医局の皆さま．また，雑誌『JIM』（現『総合診療』）連載をご紹介いただいた徳田安春先生のお力添えがなければ，この本は世に出なかったでしょう．最後に，いつも私を励まし，臨床・学術の両面から貴重な示唆を与えてくれる偉大なる友人 Prof. William Tse に心からの謝意を表します．

　I would like to express special thanks to all my colleagues, Prof. Junji Tanaka, Prof. Yasuharu Tokuda, and my esteemed friend Prof. William Tse.

目次

第1章　赤血球系の異常　　1
- 第1話　あらためて貧血とは？　　2
- 第2話　小球性，正球性，大球性貧血　　5
- 第3話　溶血性貧血をマスターしよう！　　16
- 第4話　多血症　　26

第2章　白血球系の異常　　31
- 第5話　白血球減少の原因を考える　　33
- 第6話　再生不良性貧血　　41
- 第7話　骨髄異形成症候群　　46
- 第8話　白血球増加の原因を考える　　55
- 第9話　好中球増加，好酸球増加，リンパ球増加　　58
- 第10話　急性白血病　　71

第3章　血小板系の異常　　81
- 第11話　血小板が少ない！　　82
- 第12話　血小板が多い！　　96

第4章　リンパ球系の異常　　103
- 第13話　リンパ節腫脹　　104

第14話 ⟩⟩⟩ 非 Hodgkin リンパ腫 110
第15話 ⟩⟩⟩ Hodgkin リンパ腫 117
第16話 ⟩⟩⟩ 成人 T 細胞性白血病/リンパ腫 121
第17話 ⟩⟩⟩ HIV 関連悪性リンパ腫 127
第18話 ⟩⟩⟩ 形質細胞性疾患 132

第5章 ⟩⟩⟩ 血栓と出血傾向　　　　　　145

第19話 ⟩⟩⟩ 凝固と線溶おさらい 146
第20話 ⟩⟩⟩ 出血が止まらない！
　　　　　 後天性血友病, 血友病, von Willebrand 病 154
第21話 ⟩⟩⟩ DIC！.. 163
第22話 ⟩⟩⟩ 意外に多い？ 血栓症 171

第6章 ⟩⟩⟩ 感染症と血液　　　　　　　　177

第23話 ⟩⟩⟩ 発熱性好中球減少 178
第24話 ⟩⟩⟩ 免疫不全と感染症 183

第7章 ⟩⟩⟩ 輸血の基本　　　　　　　　　189

第25話 ⟩⟩⟩ 輸血とは？ 190
第26話 ⟩⟩⟩ ヘモグロビン, いくつまで下がったら輸血する？ 192
第27話 ⟩⟩⟩ 輸血の合併症：TRALI と TACO 196

第8章 ⟩⟩⟩ 危ない病気・症状を見逃さないために　201

第28話 ⟩⟩⟩ Oncological Emergency！（腫瘍学的緊急症）............ 202
第29話 ⟩⟩⟩ 危ない病気を見逃さないための血液検査データの見方 208

第9章 みんな血液内科が好きになる！　217

- 第30話 血液って何だ？ ……………………………………………… 218
- 第31話 免疫システム ……………………………………………… 221
- 第32話 造血の異常と血液疾患 …………………………………… 234

第10章 気軽に顕微鏡で見てみよう！　237

- 血液塗抹標本と染色の原理 ………………………………… 238
- 末梢血カラーアトラス ……………………………………… 239

索引 ………………………………………………………………… 265
執筆者紹介 ………………………………………………………… 271

クリニカルパール

- RPI（網赤血球産生指数）を使いこなそう！ …………………… 14
- RDWとは？ ……………………………………………………… 25
- タバコと多血症 ………………………………………………… 30
- 銅欠乏を見逃さない！ ………………………………………… 39
- 血小板減少の鑑別 ……………………………………………… 94
- 血小板増多症をみたとき ……………………………………… 99
- リンパ節腫脹の部位による鑑別 ……………………………… 109
- 形質細胞性疾患のスペクトラム ……………………………… 140
- 悪性腫瘍を見逃さないために ………………………………… 215

コラム

- 非典型的 HUS について ………………………………………… 90
- 血栓性血小板減少性紫斑病（TTP）について ………………… 91
- 化学療法の基礎 ………………………………………………… 114

サイドメモ

- 後天性 von Willebrand 病 …………………………………… 100
- ABC/GCB ……………………………………………………… 114
- 良性単クローン性蛋白血症 …………………………………… 136
- 可溶性 IL2 受容体(sIL2R) …………………………………… 216

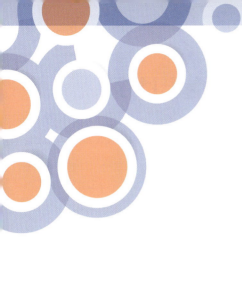
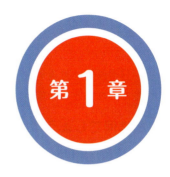

第1章

赤血球系の異常

貧血の患者さんに遭遇して困ったことはありませんか？
逆にヘモグロビンやヘマトクリットが高値の患者さんも様子をみてよいのか？　血液内科医へコンサルトすべきなのか？　対応に悩むこともあると思います．
この章では，貧血と多血症について一緒に考えてみたいと思います．

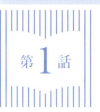

あらためて貧血とは？

　貧血は，日常診療で遭遇する頻度が最も高い血液疾患・症状です．しかし，鑑別診断が多く，なんとなく苦手に思われる方も多いのではないでしょうか？

🔥 貧血とは何でしょう？

　「赤血球あるいはヘモグロビンの量的減少であり，その結果，組織への酸素運搬能力が低下した状態」をさします[1]．

🔥 原因は？

　貧血の原因は，出る＝出血，壊れる＝溶血，造れない＝造血不全，薄まる＝希釈の4つしかありません．

1．出血
　月経過多，消化管出血などが考えられます．長期入院中であれば過剰な採血でも貧血は起こります．

2．溶血
　免疫学的溶血では自己免疫性溶血性貧血，機械的溶血では血栓性血小板減少性紫斑病などを考えます．

3．造血不全
　①鉄，ビタミンなど造血に必要な材料の不足，②中毒，③エリスロポエチン，甲状腺ホルモンなど造血にかかる内分泌異常，④幹細胞機能異常，⑤骨髄転移性腫瘍，などを考えます．

4．希釈
　心不全，妊娠による循環血液量の増大は，軽度の貧血の原因になります．

表 1-1 貧血の分類と鑑別

MCV (fL)	MCHC (g/dL)		
	<30 低色素性	30〜35 正色素性	>35 高色素性
<80　小球性	鉄欠乏性貧血 鉄芽球性貧血 サラセミア 鉛中毒 ビタミン B_6 欠乏		球状赤血球症
80〜100　正球性	慢性疾患に伴う貧血	慢性疾患に伴う貧血 再生不良性貧血 甲状腺機能低下症 慢性腎不全 骨髄異形成症候群	新生児
>100　大球性	鉄欠乏＋ビタミンB_{12}欠乏	ビタミン B_{12} 欠乏 葉酸欠乏 骨髄異形成症候群 甲状腺機能低下症 アルコール依存症 再生不良性貧血	

> **ワンポイント　貧血の原因は 4 つだけ！**
> 出る＝出血
> 壊れる＝溶血
> 造れない＝造血不全
> 薄まる＝希釈

🩸 分類は？（表 1-1）

　貧血は，赤血球の大きさを示す MCV（平均赤血球容積）によって 3 つに大別されます．

$$MCV(fL) = Ht(\%)/RBC(\times 10^4) \times 1{,}000$$
　　＜80 fL：小球性，80〜100 fL：正球性，＞100 fL：大球性

　また，色素の量によって，さらに 3 つに分けていきます．色素の量は MCH（平均赤血球ヘモグロビン量）と MCHC（平均赤血球ヘモグロビン濃度）で表します．

MCHは赤血球1個あたりのHb量を示すので，1個の大きさ(MCV)につられて多くなる傾向があります．MCHCは赤血球の平均Hb濃度なので，MCVとは関係なく純粋にHb(血色素)濃度を反映します．一般に巨赤芽球性貧血ではMCV高値，MCH高値となりますが，MCHCは正常値であることが多いのです．よって巨赤芽球性貧血は「大球性正色素性」と考えるべきだと思います．さらに，鉄欠乏が合併すればMCHCは低値となり，「大球性低色素性貧血」を呈することもあります．

$MCH(pg) = Hb(g/dL)/RBC(\times 10^4) \times 1{,}000$
　28〜32 pg：正常範囲

$MCHC(\%) = Hb(g/dL)/Ht(\%) \times 100$
　30%＜：低色素性，30〜36%：正色素性，＞36%：高色素性

このようにMCV，MCH，MCHCなどの指標を赤血球恒数といいます．

では，症例を通して，貧血を考えてみましょう．

文献
1) John P. Greer, MD, et al：General Considerations. Wintrobe's Clinical Hematology, 12th ed：pp779-809, LWW. 2008

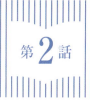

小球性，正球性，大球性貧血

　赤血球の大きさによる小球性，正球性，大球性の3つの分類を理解したところで，症例をベースに赤血球恒数を使いこなす練習をしてみましょう．

I. 小球性貧血

 月経過多の女性．典型的な小球性貧血？

患者 40歳，女性．
主訴 倦怠感．
現病歴 半年前から，何となく体がだるい．食欲はあり体重は変わらない．偏食なし．月経時に痛みあり，量も少し多い気がする．
既往歴 生来健康，アルコール機会飲酒．
身体所見 身長160 cm，体重55 kg，血圧110/80 mmHg．全身状態・栄養状態良好，眼瞼結膜やや蒼白，呼吸音清，心音異常なし，腹部腫瘤なし．
皮膚：手掌やや蒼白．四肢：浮腫なし．
検査所見 WBC 4,500/μL, RBC 490×10⁴/μL, Hb 9.0 g/dL, Ht 32%, MCV 65.3 fL (80〜100), MCH 18.4 pg (28〜32), MCHC 28.1 g/dL (30〜35), PLT 19.5万/μL, 網赤血球 1.4%．

↓

○まず，MCVをみます．

$$MCV(fL) = Ht(\%)/RBC(\times 10^4) \times 1,000$$
　　＜80：小球性，81〜100 fL：正球性，＞100：大球性

○次にMCHCをみます．

$$MCHC(\%) = Hb(g/dL)/Ht(\%) \times 100$$
　　30%＜：低色素性，30〜35%：正色素性，＞35%：高色素性

↓

データから，小球性低色素性貧血と判断．
○次に追加する検査は？

⬇

フェリチン，血清鉄，TIBC（total iron binding capacity），UIBC（unsaturated iron biding capacity）

追加結果 フェリチン 2.0 ng/mL ↓↓，血清鉄 18 μg/dL ↓↓，TIBC 507 μg/dL ↑↑，UIBC 482 μg/dL ↑

解説

小球性低色素性貧血でフェリチンが著明に減少，総鉄結合能（TIBC），および不飽和鉄結合能（UIBC）が増加していることから，鉄欠乏でかつ鉄運搬能力は正常であることがわかります．

原因としては，子宮筋腫などによる月経過多，がん，消化管出血，偏食による鉄摂取不足などが鑑別に挙がります． p.257 写真30

診断 》》鉄欠乏性貧血

念のため，消化管出血の有無を検査．婦人科癌の検査を実施．

● 診察のポイント：手相を見て貧血を当てる

手掌の血色，手皺，爪床の色調による貧血の感度は眼瞼結膜と同様に高いといわれています（図2-1, 2-2）．患者が自分で貧血の程度をセルフチェックできる利点もあります[1]．

● 検査のポイント

① フェリチンをみること．フェリチンは，生体内の貯蔵鉄量を反映する最も重要な指標です．フェリチン低値は，体の鉄貯蔵量が減少していることを示します．ただし，炎症がある場合にはフェリチンは高値になります（正常値：男性 20～250，女性 10～150 ng/mL）．

② 血清鉄のみで鉄欠乏は診断できません．鉄は血中でトランスフェリンに結合

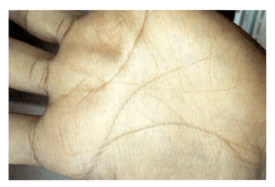

図 2-1　貧血患者の手掌血色イメージ(Hb <8 g/dL)

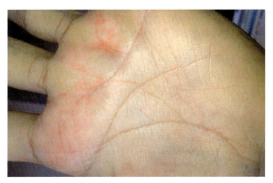

図 2-2　健常者の手掌血色(Hb 15 g/dL)

した状態で運搬されます．トランスフェリンが減少すると，血清鉄も低値になります．血清鉄は体内鉄のわずか0.1％を反映しているのみで，血清鉄が低値の場合でも必ずしも鉄欠乏とは限りません(正常値：男性75〜175，女性65〜165 μg/dL)．

③ TIBC(総鉄結合能)は血清中で鉄に結合するトランスフェリンの総量をさします．鉄と結合していないトランスフェリン量がUIBC(不飽和鉄結合能)です．鉄欠乏では，トランスフェリンを増産して少ない鉄を回収して造血組織へ運搬しようとするため，総鉄結合能と不飽和鉄結合能は増加します．

④ 閉経後の女性，男性の鉄欠乏性貧血では，内視鏡による上部・下部消化器癌の検査を強く勧めます．検便による便潜血は偽陰性があるため推奨されません．

🔸 治療のポイント

- 鉄剤による補充療法は，可能なかぎり経口投与で行うことが原則です．
- 通常は鉄剤 100〜200 mg/日を処方します．2〜3 週目から Hb は増加し始めますが，貧血の回復後も 3〜6 カ月間，十分にフェリチンが回復するまでは投与を続けたほうがよいとされています．

  鉄剤は吸収効率を考えて 2 価の第一鉄製剤を選択します．しかし，胃腸障害が生じる場合にはピロリン酸第二鉄など 3 価の第二鉄製剤へ変更を検討します．還元剤としてのビタミン C の併用は鉄吸収を促進すると考えられていますが，第一鉄製剤では不要です．むしろ胃腸症状を増強する恐れがあります．
- 静注による鉄剤投与は，急速な鉄補給が必要な場合，経口鉄剤の効果不良時や胃腸障害などで経口投与ができない場合に適応になります．時にショックをきたすことがあるため投与に際しては慎重を要します．投与量は，以下の「中尾の式」に従って算出します．決して漫然と投与を続けてはいけません．
- また，定期的にフェリチン値をモニタリングし，500 ng/mL を超えないようにします．長期にわたって静注鉄剤を投与された結果，二次性ヘモクロマトーシスが発現した症例が報告されています．

> **中尾の式**
> 総投与鉄量(mg) = $[2.72(16 - X) + 17] \times W$
> X：現在の Hb 値(g/dL)，W：体重(kg)

🔸 ここで鉄代謝を復習しましょう

　1 日の鉄の出入りは約 1 mg です．胃で電解された鉄イオンは小腸上部で吸収され，トランスフェリンにより骨髄へ運搬されます．余分な鉄や老化した赤血球から生じた鉄は網内系に取り込まれます．これらを調節しているのが肝臓で産生されるヘプシジンと骨髄で産生されるエリスロフェロンです(図 2-3)．

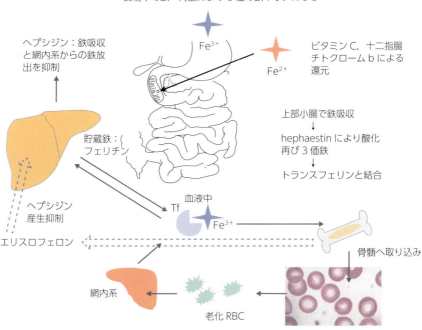

図 2-3　鉄代謝のしくみ

II. 正球性貧血

　プライマリ・ケア医が日常診療で最も遭遇する頻度が高い血液疾患・症状が貧血です．症例①では小球性貧血を取り上げました．
　次に，正球性貧血の例を考えてみましょう．

 微熱が続く貧血

- 患者　70歳，男性．
- 主訴　倦怠感．
- 現病歴　半年前から続く倦怠感と微熱，この2週間は息切れや動悸が出現．アルコール：日本酒1合を週1，2回．この10年間は健康診断を受けていない．
- 既往歴　20歳の頃に肋膜炎と言われた．治療は半年くらい受けたと思う．

検査所見 WBC 7,800/μL, RBC 340万/μL, Ht 30%, Hb 10.5 g/dL, MCV 88.2 fL, MCH 30.9 pg, MCHC 35 g/dL, PLT 25万/μL, RET 0.8%, CRP 2.5 mg/dL, sFe 18 μg/dL, TIBC 183 μg/dL, UIBC 156 μg/dL, フェリチン 226 ng/mL.

↓

正球性正色素性貧血

○次に行うべきことは何でしょう？

↓

RPI（reticulocyte production index, ⇨ p.14 クリニカルパール）= 0.36

解説

慢性的な感染症（結核）が疑われる症例での正球性貧血です．

この場合，血清鉄（sFe）は低値ですが，フェリチンは正常～高値を示すことから，単なる鉄欠乏ではないことがわかります．

鑑別としては，出血による貧血，骨髄異形成症候群や再生不良性貧血などを考えます．

出血の場合には，骨髄機能は正常ですので，Hb の低下に対抗して網状赤血球が増加するはずです．しかし，造血不全の場合には代償的な網状赤血球の増加がみられません．そこで役に立つのが網状赤血球の産生を示す指標である RPI です．この症例の場合には RPI＝0.36 ですので，造血不全と判断されます．

白血球や血小板数は正常であり，慢性疾患に伴う二次性貧血を最も疑います．

診断 》》慢性疾患に伴う二次性貧血

♦治療のポイント

二次性貧血の治療の原則は，原疾患の治療，鉄欠乏が合併する場合には鉄剤の投与です．日本では保険適用がありませんがエリスロポエチン投与が有効な場合があります．しかし，癌関連貧血に対しては，多発性骨髄腫など一部の癌種を除いては Hb 増加の効果があるものの，生存の延長がみられない，癌細胞の増殖を促す可能性があるなど，慎重に検討する必要があります．

● 慢性疾患に伴う二次性貧血のメカニズム（図 2-4）

慢性炎症や感染症，悪性腫瘍などにより，IL-1，TNF，IL-6 などのサイトカインが分泌されると，肝臓での鉄代謝調節因子であるヘプシジンの産生が亢進します．ヘプシジンは膜輸送蛋白であるフェロポーチンの発現を抑制して，鉄の吸収・末梢への放出を抑制します．そのため，貯蔵鉄であるフェリチンは正常または増加しているものの，血清鉄は低下するという現象が生じます．また，IL-1 による腎でのエリスロポエチン産生抑制，TNF や IL-1 による骨髄での赤芽球増殖抑制により赤血球の産生は低下すると考えられています[2]．

III. 大球性貧血

赤血球恒数を見て MCV >100 であれば大球性貧血です．
大球性貧血と診断したら，次に貧血の原因を考えましょう．

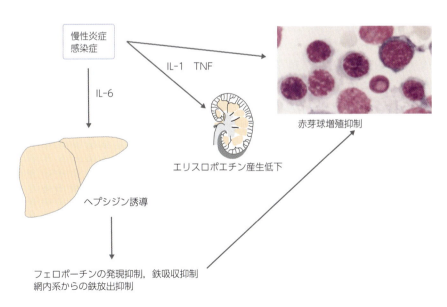

図 2-4　慢性疾患に伴う二次性貧血のメカニズム

消化器症状を伴う貧血

- **患者** 68歳, 女性.
- **主訴** 息切れ, 倦怠感, 胃部不快感.
- **現病歴** 最近, 坂道や階段で息切れがするようになった. この数カ月だるさが続いている. 食欲はなく, 胃もたれのような不快感が続いている. アルコール：ほとんど飲まない. 喫煙：なし.
- **既往歴** 特記なし.
- **検査所見** WBC 3,200/μL, RBC 133万/μL, Ht 17.2%, Hb 5.9 g/dL, MCV 129.3 fL, MCH 44.4 pg, MCHC 34.3 g/dL, PLT 12万/μL, RET 2.0%, 血液像で過分葉好中球を認める.

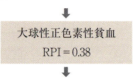
大球性正色素性貧血
RPI＝0.38

- **追加検査** ビタミン B_{12} 133↓(pg/mL), 葉酸 8→(ng/mL), 抗内因子抗体陽性, 抗胃壁細胞抗体陽性. 胃内視鏡：高度萎縮性胃炎. 骨髄穿刺：巨赤芽球, 過分葉好中球を認める.

解説

　まずは, RPI＝0.38(⇨ p.14 クリニカルパール)ですので, 貧血に見合う網状赤血球の増加がないことがわかります. そのため, 何らかの造血不全を考えます.
　MCV高値, MCH高値とMCHC正常値から大球性正色素性貧血と考えます(MCHは高値ですが, MCHCは正常値です. この場合, 赤血球1個の大きさは大きいため1個あたりのヘモグロビン量は多いのですが平均ヘモグロビン濃度は正常です. よって正色素性貧血になります). 軽度の白血球減少と血小板減少を伴うことからビタミン B_{12} あるいは葉酸欠乏による巨赤芽球性貧血を疑います.
　鑑別としては, 骨髄異形成症候群が挙がります.

診断 》》ビタミン B_{12} 欠乏による巨赤芽球性貧血(悪性貧血)

検査のポイント

　いわゆる悪性貧血の原因として多いのが Type A 萎縮性胃炎です．これは抗内因子抗体陽性であることが多く，内因子の分泌不全によりビタミン B_{12} の吸収が低下します．
　ピロリ菌による萎縮性胃炎においてもビタミン B_{12} 欠乏を伴う場合があります．
　抗内因子抗体は悪性貧血に特異度が高いのですが，抗胃壁細胞抗体は他の疾患でも陽性になることがあり，特異度はあまり高くありません．
　その他，胃切除術後にビタミン B_{12} 欠乏が起こりやすいことはよく知られています．また，Zollinger-Ellison 症候群では消化管内の pH の低下から内因子-ビタミン B_{12} 複合体の吸収が抑制され，ビタミン B_{12} 欠乏症が起きることが知られています．小腸内の細菌異常増殖も欠乏症の原因となります． p.246 写真12

葉酸欠乏との鑑別

　葉酸欠乏は，アルコール依存症，妊娠中の葉酸需要増大や高齢者における栄養摂取不足で起きます．
　ビタミン B_{12} 欠乏症とは異なり，葉酸欠乏では神経症状をきたすことはないとされています(表2-1)．葉酸欠乏の治療には，葉酸製剤を用いますが，ビタミン B_{12} 欠乏の合併がある場合には，B_{12} の需要増大を招き，神経症状を悪化させる恐れがあります．ビタミン B_{12} 製剤も同時に投与してください．

治療のポイント

　最も信頼性の高い治療法はビタミン B_{12} 製剤（シアノコバラミン，ヒドロキソコバラミン，コバマミド，メコバラミン）の筋注です．しかし，1,000～2,000μg の経口投与でも十分な治療反応が得られることが報告されています[3]．

> 処方例：ビタミン B_{12} 製剤 500～1,000μg 筋注週 3 回を 5～6 週間，その後 3 カ月毎に 1 回．

表 2-1 ビタミン B_{12} 欠乏と葉酸欠乏の鑑別

	原因	症状	検査所見
ビタミン B_{12} 欠乏	ビタミン B_{12} 摂取不足 胃切除 Zollinger-Ellison 症候群 Type A 萎縮性胃炎 膵機能不全	疲労，労作時呼吸苦 頭痛 Hunter 舌炎 白髪 深部感覚障害（亜急性連合性脊髄変性症），Romberg 徴候 消化器症状 自己免疫疾患合併 認知機能低下	抗内因子抗体陽性 （感度低，特異度高） 抗胃壁抗体陽性 （感度高，特異度低） メチルマロン酸↑ ホモシステイン↑
葉酸欠乏	葉酸摂取不足 妊娠による需要増大 葉酸代謝拮抗剤（メトトレキサート） アルコール多飲	疲労，労作時呼吸苦 頭痛 舌炎 認知機能低下	ホモシステイン↑

> **クリニカルパール** **RPI（網赤血球産生指数）を使いこなそう！**
>
> RPI=RET（%）×Ht（%）/45（Ht 正常値）/maturation correction
>
> Ht 36〜45%：1.0，26〜35%：1.5，16〜25%：2.0，15%以下：2.5
>
> 　計算式を覚えるのが苦手であれば，スマートフォンに「epocrates®(Epocrates, Inc.)」や「MDCalc Medical Calculator(MD Aware, LLC)」などの医療系アプリケーションをインストールしておけば即座に答えが出ます．ちなみに筆者は留学中に同僚から epocrates® を教えてもらい，以来ずっと使い続けています．
>
> > 貧血のない場合の正常値は 1.0〜2.0%
> > 骨髄機能正常で貧血があれば ＞2.0%
> > 造血不全では ＜1.0%
>
> 　貧血があるにもかかわらず RPI が 0〜2% であれば，貧血に対応して十分な赤血球造血反応がないと考え，造血不全を疑います．

文献

1) Strobach RS, et al : The value of the physical examination in the diagnosis of anemia. Correlation of the physical findings and the hemoglobin concentration. Arch Intern Med 148(4) : 831-832, 1988 (PMID 3355303)
2) Ganz T : Hepcidin and iron regulation, 10 years later. Blood 117(17) : 4425-4433, 2011 (PMID 21346250)
3) Butler CC, et al : Oral vitamin B_{12} versus intramuscular vitamin B_{12} for vitamin B_{12} deficiency : a systematic review of randomized controlled trials. Fam Pract 23(3) : 279-285, 2006 (PMID 16585128)
4) Green R : Vitamin B_{12} deficiency from the perspective of a practicing hematologist. Blood 129(19) : 2603-2611, 2017 (PMID 28360040)

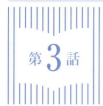

第3話 溶血性貧血をマスターしよう！

まずは第1話のおさらいです．

貧血の原因は，出る＝出血，壊れる＝溶血，造れない＝造血不全，薄まる＝希釈の4つしかありません．

貧血の診断ではMCVをもとにした小球性（＜80 fL），正球性（81〜100 fL），大球性（＞100 fL）の3つの分類が有用です．それぞれの貧血に特徴的な原因を検索しつつ診断・治療へと進めていきます．

今回は，貧血のなかでも診断が難しい「壊れる＝溶血」について勉強してみようと思います．

早速，症例です．

 尿の色が濃くなった貧血症例

- **患者** 62歳，女性．
- **主訴** 倦怠感，息切れ．
- **現病歴** 1〜2週間前から急に体がだるく，歩くと息切れがする．尿の色が濃くなっている．食欲あり，発熱なし．
- **既往歴** 生来健康，アルコール機会飲酒．
- **身体所見** 身長155 cm，体重52 kg，血圧130/85 mmHg．全身状態・栄養状態良好，眼瞼結膜黄染あり，顔面蒼白，呼吸音清，心収縮期雑音あり，腹部腫瘤なし，脾臓わずかに触知，手掌やや蒼白，下肢に軽度浮腫．
- **検査所見** WBC 8,900/μL，RBC 138万/μL，Hb 6.4 g/dL，Ht 18.8％，MCV 136.2 fL，MCH 46.4 pg，MCHC 34.0 g/dL，PLT 24.7万/μL，網赤血球 23.7％．TP 6.9 g/dL，Alb 4.5 g/dL，T-Bil 6.4 mg/dL，D-Bil 0.4 mg/dL，AST 24 IU/L，ALT 18 IU/L，LDH 412 IU/L，BUN 20 mg/dL，Cr 0.87 mg/dL，Na 143 mEq/L，K 4.2 mEq/L，Cl 102 mEq/L，血糖 98 mg/dL，CRP 0.59 mg/dL．
- **尿検査** pH 5.5，蛋白（−），糖（−），潜血（−），ビリルビン 2＋，ウロビリノーゲン ＋．

↓

> MCV ＞100 fL，MCH が高値，MCHC は正常値なので貧血の分類上は大球性正色素性貧血．

 ここで第2話で紹介したスマートフォンのアプリケーションを使って RPI(reticulocytes production index)を計算すると
　RPI＝網赤血球 23.7(%)×Ht 18.8(%)/45/2.0(成熟補正値)＝4.95
という答えが出ます．RPI＞2%なので貧血に対して正常に造血機能が亢進していることがわかります(正常値 1.0～2.0%，造血能正常の貧血では＞2.0%，造血不全では＜1.0%)．

> 黄疸，LDH 上昇，軽度の脾腫はなぜでしょう？

 この患者の場合には，溶血性貧血の診断基準(表 3-1)の **1** と **2** の **1)～4)**が当てはまります[1]．

　　　　　　　○追加の検査をしましょう．

ハプトグロビン 3.0 mg/dL(正常値 19～170 mg/dL)．
骨髄穿刺：正形成骨髄，赤芽球の過形成を認める．形態異常なし．
直接クームス(Coombs)試験陽性，間接クームス試験陽性．

表 3-1　溶血性貧血の診断基準

下記の1と2を満たし，3を除外したもの．
1. 臨床所見
　貧血と黄疸を認める．
2. 検査所見　以下 6 項目のうち 4 項目以上認める．
　1)ヘモグロビン濃度低下
　2)網赤血球増加
　3)血清間接ビリルビン値上昇
　4)尿中・便中ウロビリン体増加
　5)血清ハプトグロビン値低下
　6)骨髄赤芽球増加
3. 鑑別疾患
　巨赤芽球性貧血，骨髄異形成症候群，赤白血病，先天性赤血球形成異常性貧血(congenital dyserythropoietic anemia)，肝胆道疾患，体質性黄疸．

厚生労働省　特発性造血障害に関する調査研究班：自己免疫性溶血性貧血診療の参照ガイド(令和4年度改訂版)

診断 自己免疫性溶血性貧血（AIHA）

🔴 診断のポイント：先天性溶血性貧血と後天性溶血性貧血

溶血性貧血は先天性と後天性によるものがあります（以下カッコの数値は厚生労働省特発性造血障害に関する研究調査班報告による）．

1. 先天性溶血性貧血

原因は3つあります．
① 赤血球膜蛋白の異常：遺伝性球状赤血球症など　p.260 写真35, 36
② ヘモグロビンの異常：サラセミア，鎌状赤血球症など
　　p.259 写真34, p.261 写真37
③ 酵素の異常：G6PD欠損症，PK欠損症など

2. 後天性溶血性貧血

① 機械的溶血性貧血：心臓人工弁，播種性血管内凝固症候群（DIC），血栓性血小板減少性紫斑病（TTP），溶血性尿毒症症候群（HUS）など
　　p.258 写真32, p.259 写真33
② 免疫性溶血性貧血：温式自己免疫性溶血性貧血（47.1％），寒冷凝集素症（4.0％），発作性寒冷ヘモグロビン尿症（1.0％）など（図3-1）
③ 発作性夜間血色素尿症

なかでも37℃の環境において赤血球に結合する温式抗体による自己免疫性溶血性貧血は，溶血性貧血の約半数を占めています．ほとんどの場合，直接Coombs試験が陽性（図3-2, 3-3）であり，表3-2の診断基準をもとに診断を進めます[1]．しかし，直接Coombs試験陰性の自己免疫性溶血性貧血も3～10％存在するといわれています（図3-4）．　p.258 写真31, p.262 写真39

🔴 落とし穴に注意

免疫性溶血性貧血の半数以上はほかに原因が認められる続発性であるとされています．

原因で最も多いのはSLEなどの自己免疫疾患ですが，次いで非Hodgkinリンパ腫などの腫瘍に続発するものが知られています（表3-3）．

免疫性溶血性貧血をみたら，原因となる基礎疾患の検索をぜひ進めてください．

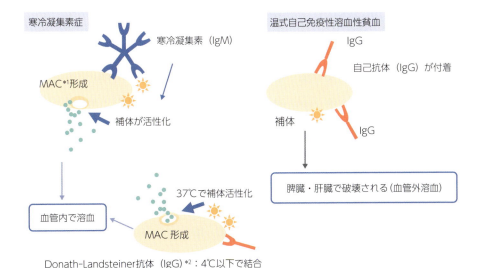

図 3-1　免疫性溶血性貧血の概念
*1 MAC（membrane attack complex）：補体の活性カスケードにより形成される複合体で細胞膜に穴を開けて細胞を破壊する．
*2 Donath-Landsteiner抗体は，4℃以下の低温で赤血球膜に作用し補体を結合，37℃で補体を活性化することで溶血をきたす．古くから梅毒との関連が知られている．

🩸 治療のポイント

　続発性自己免疫性溶血性貧血の場合には，その原因となっている基礎疾患の治療が必要です．特発性の自己免疫性溶血性貧血の一般的な治療は，プレドニゾロン1 mg/kg/日の投与です．期間は4週間を目安に増減します．寛解に到達した後は，緩徐に減量していきます．溶血の状態をHb，網赤血球，Coombs試験，LDHなどを参考にモニタリングし，10〜15 mg/日の維持量まで減量します．その後もゆっくりと減らしていき，5 mg/日程度を継続します．長期間安定している場合には治療をいったん中断することもできますが，慎重な経過観察が必要です．

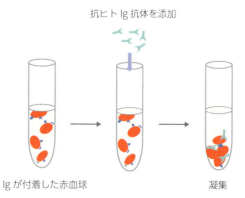

図 3-2　直接 Coombs 試験とは？
直接Coombs試験＝赤血球に付着した抗体を検出する．

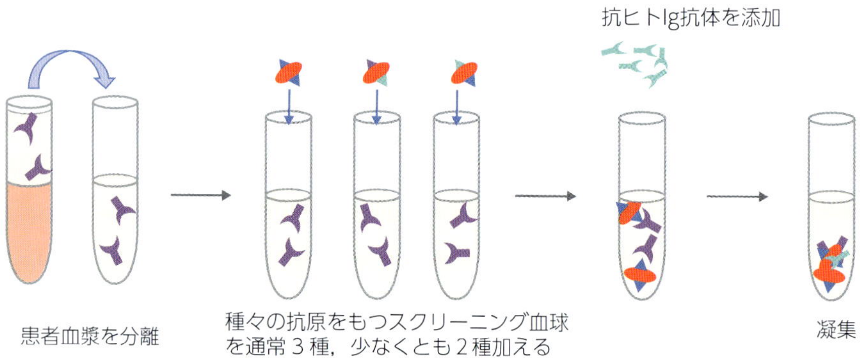

図 3-3　間接 Coombs 試験とは？
間接Coombs試験＝血漿中の不規則抗体を検出する．

表 3-2　自己免疫性溶血性貧血（AIHA）の診断基準

A. 溶血性貧血（※）の診断基準を満たす．
B. 検査所見
　以下の 1 または 2 を満たす．
　1．広範囲抗血清による直接クームス試験が陽性である．
　2．クームス試験陰性例では，赤血球結合 IgG 高値（フローサイトメトリー（FCM）法，RIA 法にて診断）．
　　FCM 法：カットオフ値 16 平均蛍光強度差，基準範囲：5.5-16.0
　　RIA 法：カットオフ値　赤血球当たり 76.5 IgG 分子，基準範囲：20-46
C. 病型分類
　上記の診断のカテゴリーによって AIHA と診断するが，さらに抗赤血球自己抗体の反応至適温度によって，温式（37℃）の 1）と，冷式（4℃）の 2）及び 3）に区分する．
　1）温式自己免疫性溶血性貧血（温式 AIHA）
　　臨床像は症例差が大きい．特異抗血清による直接クームス試験で IgG のみ，または IgG と補体成分が検出されるのが原則であるが，抗補体または広スペクトル抗血清でのみ陽性のこともある．診断は 2），3）の除外によってもよい．
　2）寒冷凝集素症（CAD）
　　血清中に寒冷凝集素価の上昇があり，寒冷曝露による溶血の悪化や慢性溶血がみられる．特異抗血清による直接クームス試験では補体成分が検出される．
　3）発作性寒冷ヘモグロビン尿症（PCH）
　　ヘモグロビン尿を特徴とし，血清中に二相性溶血素（ドナート・ランドスタイナー（Donath-Landsteiner）抗体）が検出される．特異抗血清による直接クームス試験では補体成分が検出される．
　以下によって経過分類と病因分類を行うが，指定難病の対象となるのは，原則として慢性で特発性の AIHA を対象とする．
　　急性：推定発病または診断から 6 カ月までに治癒する．
　　慢性：推定発病または診断から 6 カ月以上遷延する．
　　特発性：基礎疾患を認めない．
　　続発性：先行または随伴する基礎疾患を認める．
E. 参考所見
　1）診断には赤血球の形態所見（球状赤血球，赤血球凝集など）も参考になる．
　2）特発性温式 AIHA に特発性/免疫性血小板減少性紫斑病（Idiopathic/immune thrombocytopenic purpura：ITP）が合併することがある（Evans 症候群）．また，寒冷凝集素価の上昇を伴う混合型もみられる．
　3）寒冷凝集素症での溶血は寒冷凝集素価と相関するとは限らず，低力価でも溶血症状を示すことがある（低力価寒冷凝集素症）．直接凝集試験（寒冷凝集素症スクリーニング）が陰性の場合は，病的意義のない寒冷凝集素とほぼ判断できる．
　4）基礎疾患には自己免疫疾患，リウマチ性疾患，リンパ増殖性疾患，免疫不全症，腫瘍，感染症（マイコプラズマ，ウイルス）などが含まれる．特発性で経過中にこれらの疾患が顕性化することがあり，その時点で指定難病の対象からは外れる．
　5）薬剤起因性免疫性溶血性貧血でも広範囲抗血清による直接クームス試験が陽性となるので留意する．診断には臨床経過，薬剤中止の影響，薬剤特異性抗体の検出などが参考になる．

厚生労働省　特発性造血障害に関する調査研究班．2022 年度改訂

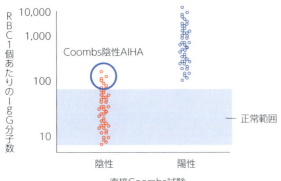

図 3-4　Coombs 陰性 AIHA とは？
AIHAの3〜10％は直接Coombs陰性である．

表 3-3　続発性免疫性溶血性貧血の基礎疾患

1. 自己免疫疾患
   SLE，Sjögren 症候群，サルコイドーシス
2. 腫瘍
   非 Hodgkin リンパ腫，胸腺腫，骨髄異形成症候群，卵巣腫瘍（奇形腫が多い）
3. 感染症
   EBV，HIV，パルボウイルス B19，結核，マイコプラズマ，HBV
4. 薬剤性
   ペニシリン，セファロスポリン，メチルドパ，オメプラゾール，リファンピシン，テイコプラニンなど
5. 妊娠

次は，先天性の溶血性貧血です．

症例❺　グローバル時代の貧血症例

患者　22歳，女性．
主訴　立ちくらみ．
現病歴　以前より貧血を指摘されている．近医で鉄剤を処方されたこともあるが，継続した通院はしていない．香港生まれで3年前に来日，両親は香港在住．
既往歴　特になし．
身体所見　身長 162 cm，体重 54 kg，血圧 110/72 mmHg．全身状態・栄養状態良好，眼瞼結膜軽度貧血あり，顔面やや不良，呼吸音清，心収縮期雑音なし．

腹部腫瘤なし，脾臓わずかに触知，手掌軽度蒼白．

検査所見 WBC 7,890/μL, RBC 581万/μL, Hb 9.2 g/dL, Ht 30.2%, MCV 51.9 fL, MCH 15.8 pg, MCHC 30.5 g/dL, PLT 26.2万/μL, RET 3.7%, RDW 48 fL, TP 7.2 g/dL, Alb 4.6 g/dL, T-Bil 1.4 mg/dL, D-Bil 0.4 mg/dL, AST 34 IU/L, ALT 15 IU/L, LDH 327 IU/L, BUN 10 mg/dL, Cr 0.6 mg/dL, Na 139 mEq/L, K 4.5 mg/L, Cl 101 mEq/L, 血糖 95 mg/dL, CRP 0.01 mg/dL.

尿検査 pH 6.0, 蛋白(−), 糖(−), 潜血(−), ビリルビン(+/−), ウロビリノーゲン(+/−).

↓

小球性正色素性貧血
LDH，間接ビリルビンなどから溶血の疑い．

↓

追加検査は？

ハプトグロビン <3, 直接 Coombs 試験陰性，間接 Coombs 試験陰性．
フェリチン 344, TIBC 258, UIBC 229, RDW 48 fL.
血液像にて標的赤血球を認めます．
ヘモグロビン分画：HbA1 91.0%, HbA2 4.2%, HbF 4.8%

診断 》》 β サラセミア

🔥 診断のポイント：サラセミア

　サラセミアはヘモグロビン α 鎖あるいは β 鎖の産生不良をきたす遺伝性疾患です．ヘモグロビン α と β の四量体である HbA1 の合成は低下します．β サラセミアでは HbA2($\alpha_2\delta_2$), HbF($\alpha_2\gamma_2$)が増加します．HbA1c の測定で異常 Hb が指摘される例も報告されています．患者と相談のうえ，サラセミア関連遺伝子解析を行うことで確定診断ができます．

　サラセミアでは小球性貧血を呈しますが，同じ小球性貧血である鉄欠乏性貧血よりも大小不同が小さい場合があります．大小不同を数値化する指標が赤血球分布幅(red cell distribution width：RDW)です(⇨ p.25 **クリニカルパール**)．この RDW は通常の自動血球計測機で自動的に測定されていますが，RDW のデータは，日本の多くの病院では捨てている可能性があります．もったいないので，ぜ

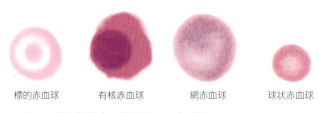

図 3-5　溶血性貧血に特徴的な赤血球像

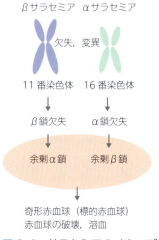

図 3-6　サラセミアのメカニズム

ひ捨てずに活用することをお勧めします．

　貧血患者の診断には，血液像の観察が不可欠です．ぜひ自ら観察することをお勧めします（図 3-5）． p.259 写真 34

　サラセミアのメカニズムを図 3-6 に示します．

🔴 治療のポイント

　原則として治療は対症療法です．必要に応じて輸血が行われますが，鉄過剰にならないように注意します．フェリチンをモニタリングして，場合によっては除鉄が必要なことがあります．また，脾摘が行われることもあります．両親からサラセミアの遺伝子を受け継いだ重症型では骨髄移植が必要なことがあります．

　また小球性貧血であるため鉄欠乏性貧血と誤診されている場合もあります．安

表 3-4　RDW と MCV による疾患の鑑別

	MCV 低値	MCV 正常	MCV 高値
RDW 正常	慢性疾患による二次性貧血 サラセミア	正常 出血 再生不良性貧血 腎性貧血 慢性疾患による二次性貧血	再生不良性貧血 化学療法
RDW 高値	鉄欠乏性貧血 サラセミア 鉄芽球性貧血	初期鉄欠乏 MDS 骨髄線維症	自己免疫性溶血性貧血 ビタミン B_{12}, 葉酸欠乏 MDS 化学療法

易に鉄剤を処方せず，フェリチン値を測定して判断するように心がけてください．

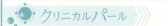

RDW とは？

　自動血球計数機によって測定される「赤血球の大きさのばらつきを表す指標」であり，RDW-SD と RDW-CV の 2 つの数値があります．鉄欠乏，ビタミン B_{12} 欠乏などでは赤血球の大きさに不揃いが生じ，RDW は大きくなります．また，骨髄線維症や TTP，DIC などによる赤血球の断片化や網赤血球の増加，鉄欠乏性貧血，さらにサラセミアの半数で RDW は大きくなることが知られています（表 3-4）．基準値は RDW-SD で 50 fL 以下です．

文献

1) 特発性造血障害に関する調査研究班：特発性造血障害疾患の診療の参照ガイド（令和 4 年度改訂版），自己免疫性溶血性貧血．
2) Aslan D, et al：Importance of RDW value in differential diagnosis of hypochrome anemias. Am J Hematol 69(1)：31-33, 2002（PMID 11835328）

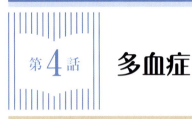

第4話 多血症

　第3話まで貧血のお話をしてきましたが，本項では血球が多くなる血液疾患の勉強をしてみましょう．

　先生方の外来にもいませんか？　HbやHtが高めの患者さん．診察のたびに気になるけれど，とりあえず元気そうなので様子をみていませんか？

　しかし，血球が増えるのには何か理由があるはずです．また，放置しておくと血栓症のリスクが増す可能性があります．

　早速，症例を通して考えてみましょう．

 入浴後のかゆみと顔のほてりを訴えた女性

患者 65歳，女性．
主訴 顔のほてり．
現病歴 半年前くらいから，顔が赤いと家族に言われるようになった．特に気にしたことはなかったが，鏡を見ると顔がほてっている．最近，疲れやすく，時々めまいや頭痛がある．また，風呂に入ると体がむずむずしてかゆくなる．
既往歴 生来健康，アルコール機会飲酒，喫煙習慣なし．
身体所見 身長 152 cm，体重 53 kg，血圧 135/88 mmHg，O_2Sat 97％．全身状態・栄養状態良好，眼瞼結膜充血あり，顔面紅潮，呼吸音清，心雑音なし，腹部腫瘤なし，脾臓わずかに触知，手掌紅潮，四肢：浮腫なし．
検査所見 WBC 12,000/μL，RBC 620万/μL，Hb 17.5 g/dL，Ht 55％，MCV 88.7 fL，MCH 28.2 pg，MCHC 31.8 g/dL，PLT 45万/μL，RET 2.2％．

⬇

白血球と血小板の増加を伴う多血症，正球性正色素性貧血，慢性閉塞性肺疾患などの明らかな基礎疾患はなさそう．

⬇

○次に行う検査は？

↓

真性多血症と考えて WHO の診断基準(表 4-1)に基づいて精査[1].
骨髄穿刺,生検:3 系統の細胞増殖を認める.骨髄線維化はない.
染色体:46XX,フィラデルフィア染色体陰性(*bcr/abl* 融合遺伝子認めず),
JAK2 遺伝子変異(*JAK2*V617F または *JAK2* exon 12)の有無を外注検査に提出.
結果:*JAK2*V617F 変異あり.

診断 》》真性多血症(*JAK2*V617F)

● 真性多血症と続発性多血症の診断のポイント

男性なら Hb 18.5 g/dL,Ht 52% 以上,女性では Hb 16.5 g/dL,Ht 48% 以上で多血症を疑います.多血症の原因はさまざまで,骨髄増殖性疾患の 1 つである真性多血症,低酸素やエリスロポエチン過剰産生による続発性多血症,家族性多血症,赤血球量の増加を伴わない相対的多血症などに分けられます(表 4-2).多血症をみたら,まずは原因となる基礎疾患,家族歴,血栓症の既往,喫煙や飲酒などの生活習慣について詳細に問診します.また,酸素飽和度,心雑音,肝脾腫の有無について慎重に診察します[2].

基礎疾患があれば基礎疾患の治療を行います.喫煙者はただちに禁煙を指導し経過観察します(⇨ p.30 クリニカルパール).

相対性多血症や続発性多血症の可能性が低く,骨髄増殖性疾患が否定できない

表 4-1　WHO による真性多血症(polycythemia vera:PV)診断基準(2016 年)

Major criteria
1. Hb >16.5 g/dL(男性),>16.0 g/dL(女性)または Ht >49%(男性),>48%(女性)または推定赤血球体積 25% 以上の増加
2. 骨髄生検で赤芽球,顆粒球,多様な大きさの巨核球の増加を伴う骨髄過形成
3. *JAK2*V617F または *JAK2* exon12 の遺伝子変異

Minor criteria
1. 血清エリスロポエチン値が正常値以下

真性多血症の診断には,3 つの Major criteria に合致するか,Major criteria 1〜2 と Minor criteria に合致すること.
Arber DA, et al:The 2016 revision to the World Health Organization classification of myeloid neoplasms and acute leukemia. Blood 127(20):2391-2405, 2016(PMID 27069254)

表 4-2 多血症の原因

多血症のタイプ	原因
真性多血症	*JAK2* 遺伝子変異
続発性多血症	慢性低酸素血症
	・慢性閉塞性肺疾患
	・重度ニコチン依存症
	・夜間無呼吸
	・高地居住
	・慢性心不全
	・心臓右→左シャント
	・肺高血圧症
	エリスロポエチン産生腫瘍
	・肝細胞癌，腎癌，子宮癌，副腎癌
相対的多血症	脱水，利尿薬
	喫煙，飲酒，高血圧，肥満など
家族性	エリスロポエチン受容体異常
	Chuvash-type (von Hippel-Lindau 遺伝子異常)
	Hypoxia-inducible factor 2α 遺伝子変異
	酸素高親和性ヘモグロビン異常症など

　場合には骨髄穿刺と生検を行い，骨髄細胞の形態異常の有無，骨髄線維化について評価します．その際には染色体異常，特にフィラデルフィア染色体の有無についても調べます．真性多血症の診断は 2016 年 WHO の診断基準によります(表4-1)．*JAK2* 遺伝子変異解析とエリスロポエチン血中濃度を測定し，基準に照らし合わせて判断します．エリスロポエチン高値は続発性多血症を，低値は真性多血症を示唆します．近年，エリスロポエチン受容体の細胞内シグナル蛋白質である JAK2 の遺伝子変異が真性多血症や本態性血小板増多症の主な原因であることが知られるようになりました[3] (図 4-1)．*JAK2* 遺伝子変異解析の感度は 97%，特異度は 100% とされています[2]．

　真性多血症の診断において，相対的多血症の除外のために行う検査として，アイソトープを用いた循環赤血球量の測定があります．以前はゴールドスタンダードでしたが，診断基準から外されています．真性多血症症例の大部分で認められる *JAK2* 遺伝子変異の解析が可能になっており，費用と手間のかかる循環赤血球量の測定は必須ではなくなっています．

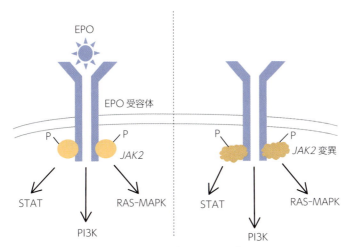

図 4-1　JAK2 遺伝子変異による真性多血症のメカニズム
エリスロポエチン(EPO)受容体は EPO が結合することにより JAK2 をリン酸化(P)し，下流へシグナル伝達を行う．しかし，JAK2 に遺伝子変異が生じると EPO の有無にかかわらず恒常的に JAK2 のリン酸化が起きて JAK STAT 経路や RAS-MAPK 経路などのシグナル伝達が進行する．そのため，血球の増加が起きると考えられている．

治療のポイント

　睡眠時無呼吸症候群や慢性閉塞性肺疾患など慢性的な低酸素状態に起因する続発性多血症では，基礎疾患の治療を優先しますが，速やかな改善が見込まれない場合や多血症の程度により，瀉血やアスピリンの投与を併用することもあります．

　また，真性多血症は血栓症のリスクが高く，しばしば死亡の原因になります．主な死因は血栓症，急性白血病，二次癌であり，Mayo Clinic のコホート (337 例) では生存中央値 14.1 年で明らかに健常人よりも生存期間が短かったと報告されています[4]．

　真性多血症は 10 年間で約 3% が骨髄線維症，約 10% が急性白血病に移行するといわれています[2]．長期間の慎重な経過観察が必要です．

　治療は，血栓の予防と血球増加の抑制を主眼にアスピリンとハイドロキシウレアを投与します．また，必要に応じて瀉血を行います．2008～12 年にかけてイタリアで行われた臨床試験では，目標 Ht 45% 未満でアスピリンに加えてハイドロキシウレア 0.5～1.0 g/日と 1 回 250～500 mL の瀉血を併用した場合，Ht 45～

50％にコントロールした場合に比べて心血管障害による死亡と肺梗塞や深部静脈血栓症などの重篤な血栓症のリスクが約 1/4 に下がったことを報告しています[5]．また，近年 JAK2 阻害薬が開発され，瀉血せずに Ht 値をコントロール，脾腫の縮小などに有効であることが示されています．JAK2 阻害薬であるルキソリチニブは，瀉血をせずに Ht 値をコントロールしたり，脾腫を縮小させる効果があります．

相対的多血症は，肥満気味で血圧が高く，喫煙や飲酒の習慣がある比較的若年者に多い病態です．禁煙，減量，アルコールを控えて血圧をコントロールするよう指導します．

クリニカルパール　タバコと多血症

喫煙は多血症を引き起こすことが以前より知られています．タバコによる一酸化炭素と結合した CO-Hb の増加，末梢組織の低酸素などが原因として考えられていますが，喫煙が循環血漿量の減少に関与して多血症をきたすことも考えられています[6]．

これは，利尿薬投与などほかに原因がなければ禁煙により比較的速やかに正常化し，増加していた Hb，Ht は正常値に戻ります．

文献

1) Arber DA, et al : The 2016 revision to the World Health Organization classification of myeloid neoplasms and acute leukemia. Blood 127(20) : 2391-2405, 2016(PMID 27069254)
2) Tefferi A : Polycythemia vera and essential thrombocythemia : 2013 update on diagnosis, risk-stratification, and management. Am J Hematol 88(6) : 507-516, 2013(PMID 23695894)
3) James C, et al : A unique clonal JAK2 mutation leading to constitutive signalling causes polycythaemia vera. Nature 434(7037) : 1144-1148, 2005(PMID 15793561)
4) Tefferi A, et al : Survival and prognosis among 1545 patients with contemporary polycythemia vera : an international study. Leukemia 27(9) : 1874-1881, 2013(PMID 23739289)
5) Marchioli R, et al : Cardiovascular events and intensity of treatment in polycythemia vera. N Engl J Med 368(1) : 22-33, 2013(PMID 23216616)
6) Aichison R, et al : Smoking-a major cause of polycythaemia. J R Soc Med 81(2) : 89-91, 1988(PMID 3346863)

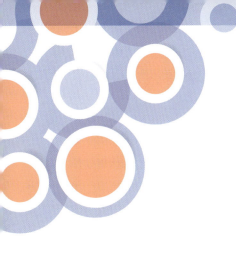
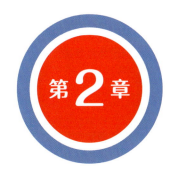

第2章

白血球系の異常

白血球が多かったり，少なかったりする患者さんをみることは少なくありません．
何を考え，何をすべきか？　迷うことも多いと思います．
この章では，白血球系の異常をきたす代表的な疾患を中心に鑑別のポイントと治療について解説します．

白血球系の疾患を良性と腫瘍性の2つに大きく分けてみます．

1. 良性疾患

自己免疫疾患，再生不良性貧血，感染症，薬剤性，先天性など．

2. 腫瘍性疾患

骨髄増殖性疾患，骨髄異形成症候群，急性白血病などを考えますが，白血球系の腫瘍にはたくさんの種類があります．2022年改訂のWHO分類（表）では，骨髄系およびリンパ系腫瘍を以下のように分類しています．

- 骨髄増殖性腫瘍
- 肥満細胞症
- 骨髄異形成腫瘍（MDS）
- 小児MDS
- 骨髄異形成/骨髄増殖性腫瘍
- 急性骨髄性白血病
- 好酸球増多とチロシンキナーゼ遺伝子融合を伴う骨髄性/リンパ性腫瘍
- 組織球/樹状細胞腫瘍
- B細胞優位の腫瘍様病変
- 前駆B細胞腫瘍
- 成熟B細胞腫瘍
- 形質細胞性腫瘍およびパラプロテインを伴う他の疾患
- T細胞優位の腫瘍様病変
- 前駆T細胞腫瘍
- 成熟T/NK細胞腫瘍

白血球系の疾患について，症例をもとに一緒に考えていきましょう．

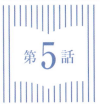

第5話 白血球減少の原因を考える

　白血球造血では，造血幹細胞が骨髄にてさまざまな血球へ分化し，増殖することによって，成熟した白血球が造られます．骨髄を出た白血球の一部は，脾臓や毛細血管などの末梢組織でプールされ，残りは血管内を循環します．

　白血球が減少する理由には，さまざまなものがあります（図 5-1）．大きく分けると，以下の3つに分けられます．

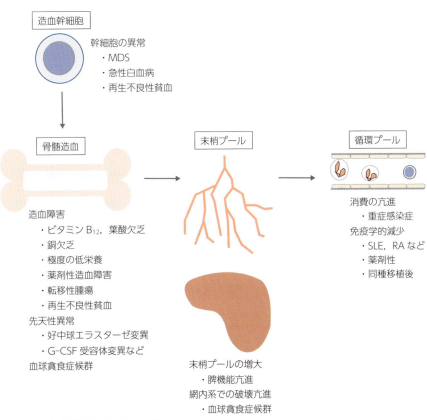

図 5-1　白血球減少のメカニズム

1）造血障害
2）破壊・消費の亢進
3）末梢プールの増加

　造血障害には，再生不良性貧血や，骨髄異形成症候群，急性白血病など幹細胞の異常によるものと，ビタミンB_{12}欠乏などの栄養障害，薬剤性造血障害，先天性疾患による造血不全，がんの骨髄転移による造血不全などがあります．
　破壊・消費の亢進の例としては，血球貪食症候群，重症敗血症，自己免疫疾患などが挙げられます．
　末梢プールの増加の代表的なものとしては，脾機能亢進があります．また，骨髄から血管内への遊走が障害される，なまけもの白血球症候群という先天異常も知られています．

🔥 好中球減少

 突然の発熱で発症した顆粒球減少

- **患者** 68歳，女性．
- **現病歴** 3日前から咽頭痛．昨夜，寒気がして，熱を測ったら38.5℃であった．その後，歯がガチガチする震えが止まらなくなり当院の救急外来を受診した．その他，特に自覚症状なし．
- **既往歴** 10年来の糖尿病があり，メトホルミン1回250 mgを1日3回内服中．高血圧症で3年前からバルサルタン20 mgを1日1回内服中．狭心症に対し，2カ月前にステント留置を受け，チクロピジン1回100 mgを1日2回内服中．
- **身体所見** 体温39.2℃，血圧145/90 mmHg，脈拍85回/分，身長165 cm，体重70 kg．
- **概観** つらそう．咽頭発赤あり，扁桃腫大あり，膿あり，胸部所見なし，腹部所見で肝脾腫なし．四肢：異常なし．
- **検査所見** WBC 1,100/μL（Stab 5%，Seg 5%，Mono 3%，Lym 87%），RBC 530万/μL，Hb 14.8 g/dL，Ht 45.8%，MCV 87.5 fL，MCH 25.8 pg，MCHC 29.9 g/dL，PLT 21.3万/μL，RET 1.8%，RDW-SD 41 fL．
PT 11.5秒，INR 0.97，APTT 25秒，フィブリノゲン320.5 mg/dL，

D-dimer 0.5 μg/mL.
TP 6.7 g/dL, Alb 4.4 g/dL, T-Bil 0.8 mg/dL, D-Bil 0.6 mg/dL, AST 25 IU/L, ALT 20 IU/L, LDH 230 IU/L, ALP 135 IU/L, γ-GTP 25 IU/L. BUN 22.0 mg/dL, Cr 0.91 mg/dL, Na 141 mEq/L, K 4.5 mEq/L, Cl 101 mEq/L, 血糖 132 mg/dL, CRP 7.8 mg/dL.

↓

WBC 1,100/μL で明らかに白血球減少を認めます．

↓

次に，減少している成分を検討すると，好中球は 110/μL しかなく，無顆粒球症であることがわかります．また，白血球分類に幼若血球はみられません．

↓

○白血球以外の血球もみてみましょう．
Hb 14.8 g/dL で貧血はありません．RDW も正常範囲であり，赤血球大小不同はなさそうです．
血小板数も正常です．

↓

生化学検査では，急速に増大する腫瘍あるいは溶血などを示唆する LDH の上昇はなく，肝機能も正常です．

↓

現症や既往歴に自己免疫疾患を疑う所見はなく，血液疾患の家族歴もないようです．
鑑別として重症感染症に伴う好中球減少あるいは薬剤性無顆粒球症が想起されます．
○しかし，早計に診断してしまってよいでしょうか？　やはり，急性白血病は必ず除外する必要があります．急性白血病は致死的，かつ適切な治療により治癒の可能性がある疾患です．初期の白血病なら貧血や血小板減少が伴わないこともしばしば経験されます．

↓

○追加検査として，念のため骨髄穿刺・生検を行いましょう．

↓

骨髄所見
正形成骨髄，未熟な骨髄球，前骨髄球を多数認めます．
骨髄芽球は 5％未満．赤芽球や巨核球は正常でした．

これで白血病の心配はなさそうです．

成熟好中球の著明な減少と未成熟な骨髄球系細胞の増加は，薬剤性無顆粒球症に典型的です．

診断 》薬剤性無顆粒球症

● 好中球が減少する疾患診断のポイント

好中球減少に遭遇した場合に，重要なポイントは，既往歴，薬剤歴，家族歴を含めた詳細な病歴を聴取することです．

次に，検査データを吟味して追加検査を検討します．この症例の場合には，メトホルミン，バルサルタン，チクロピジンの3剤が投与されており，薬剤性無顆粒球症が真っ先に想起されます．添付文書によるとこれら3剤ともに無顆粒球症の原因となりうることが考えられますが，そのなかでも，チクロピジンは無顆粒球症の発症頻度が高いとされています．

無顆粒球症の原因薬剤を表5-1 にまとめます[1]．これらの薬剤を投与している患者では，定期的な血液検査が必要とされています．

● 好中球が減少する疾患

さて，薬剤以外にもさまざまな原因で，好中球減少が生じます．好中球減少は，1)先天性好中球減少症，2)後天性好中球減少症(①腫瘍性，②非腫瘍性)，3)

表 5-1　無顆粒球症の原因となりやすい薬剤

分類	薬剤名	頻度	備考
抗甲状腺薬	プロピルチオウラシル チアマゾール	0.2〜0.5% 0.2〜0.5%	投与開始3カ月以内に多い
抗血小板薬	チクロピジン	2.4%	投与開始3〜4週以内に多い
H_2ブロッカー	ファモチジン	不明	
サルファ剤	サラゾスルファピリジン	0.006〜0.6%	投与開始6週以内に多い
尿酸合成阻害薬	アロプリノール	不明	
向精神薬	クロザピン	無顆粒球症は5%未満	5%以上で好中球減少症 処方には，協力する血液内科医の登録が必要

厚生労働省：無顆粒球症(顆粒球減少症，好中球減少症)．重篤副作用疾患別対応マニュアル，2007

偽性好中球減少症の3つに大別されます.
1) 先天性好中球減少症
- 好中球エラスターゼの遺伝子変異やG-CSF受容体変異などによる重症先天性好中球減少症，周期性好中球減少症
- リボゾーム異常によるShwachman-Diamond症候群，代謝異常によるBarth症候群，Chédiak-Higashi症候群など

2) 後天性好中球減少症
　①腫瘍性
- 急性骨髄性白血病
- 急性リンパ性白血病
- 骨髄異形成症候群（MDS）
- 転移性骨髄腫瘍

　②非腫瘍性
- 薬剤性：表5-1の薬剤，および抗癌剤，リツキシマブなど
- 栄養欠乏：ビタミンB_{12}欠乏，葉酸欠乏，銅欠乏症など
- 免疫学的：自己免疫疾患，薬剤性，同種免疫による新生児好中球減少，同種造血幹細胞移植後など抗好中球抗体による好中球減少
- 感染症：急性細菌性感染，CMVやEBVによる急性・慢性ウイルス感染，HIV感染症など
- 脾機能亢進に伴う脾臓での貯留
- 血球貪食症候群
- 再生不良性貧血
- 同種骨髄移植後

3) 偽性好中球減少症
- 薬剤，異常蛋白，自己免疫，EDTAなどによる好中球凝集

🔴 リンパ球減少

また，さまざまな原因によりリンパ球が減少することも知られています．
1) 感染症
　HIV，結核，チフス，ウイルス肝炎
2) 免疫学的
　SLE（全身性エリテマトーデス），RA（関節リウマチ）など自己免疫疾患

3) 薬剤性
　ステロイド
4) 特発性
　特発性 CD4 陽性リンパ球減少症

🔶 治療のポイント

　まずは原因として疑わしい薬剤を中止することです.
　また，この症例では好中球が 110/μL しかありません. *Staphylococcus, Enterococcus, Pseudomonas,* その他のグラム陰性桿菌，真菌感染も念頭においた広域抗菌薬による感染症治療が必要です.
　被疑薬の中止により好中球の速やかな回復がみられない場合などでは，G-CSF 製剤の投与を検討します.

🔶 コンサルトのタイミング

　ウイルス感染や薬剤性と思われる軽度の白血球減少であれば，2～3 週間の経過観察で徐々に軽快する場合が少なくありません．しかし，好中球数＜500/μL の重度白血球減少，貧血や血小板減少を伴う汎血球減少の場合には，急性白血病や再生不良性貧血などの重篤な原疾患による可能性があり，感染症対策も含めて血液内科医への相談が必要です.

🔶 白血球減少をみたときの鑑別診断の流れ（図 5-2）

　最初のステップとしては，白血球以外の赤血球や血小板が同時に減少しているか？　を確認します.
　次に，化学療法や放射線，その他，副作用で血球減少をきたすような薬剤など，白血球減少の原因となる明らかな外的要因はないか？　を検討します.
　そのうえで，ただちに専門医へコンサルトする必要がある疾患か否かを鑑別してゆきます.
　ここで大切なことは，安易に経過観察しないことです．特に発熱を伴っている場合などでは，重篤な感染症を伴っている可能性がありますし，腫瘍性の疾患が隠れているかもしれません．また，血球貪食症候群では，急速な全身状態の悪化をみることがありますので，特に注意が必要です．迷ったときには躊躇なく血液内科専門医に相談してください.

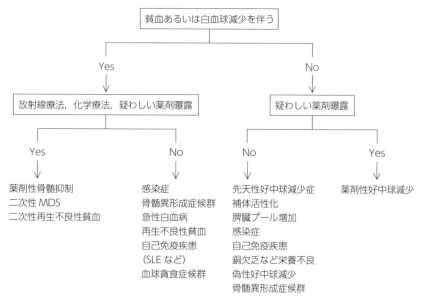

図 5-2　白血球減少の鑑別診断アルゴリズム

> **クリニカルパール　銅欠乏を見逃さない！**
>
> 　銅の欠乏は，白血球減少および貧血の原因となります．銅は十二指腸〜小腸上部から吸収されるため，胃腸バイパス術後，空腸瘻からの経管栄養や微量元素を補充していない中心静脈栄養などでは銅の欠乏が起こりやすいことが知られています．胃瘻を用いた経管栄養でも十分量の銅が投与されていない場合には銅欠乏が起きます．そのような場合には銅含有量の多い「ココア」が有効であることが報告されています[5, 6]．

文献

1) 厚生労働省：無顆粒球症（顆粒球減少症，好中球減少症）．重篤副作用疾患別対応マニュアル，2007．
2) Zonios DI, et al : Idiopathic CD4$^+$ lymphocytopenia : natural history and prognostic factors. Blood 112(2) : 287-294, 2008(PMID 18456875)
3) Schulze-Koops H : Lymphopenia and autoimmune diseases. Arthritis Res Ther 6(4) : 178-180, 2004(PMID 15225363)
4) Boxer LA : How to approach neutropenia. Hematology Am Soc Hematol Educ Program 2012 : 174-182, 2012(PMID 23233578)
5) Nishiwaki S, et al : Predominant copper deficiency during prolonged enteral nutrition through a jejunostomy tube compared to that through a gastrostomy tube. Clin Nutr 30(5) : 585-589, 2011(PMID 21596460)
6) Tokuda Y, et al : Cocoa supplementation for copper deficiency associated with tube feeding nutrition. Intern Med 45(9) : 1079-1085, 2006(PMID 17077570)

第6話 再生不良性貧血

 いつの間にか進行していた汎血球減少

- **患者** 19歳，女性，学生．
- **現病歴** 学校の健康診断で貧血を指摘され来院した．学校から病院へ行くように言われたが，自分では元気だし，どこも悪くないと思っている．そういえば，最近，ちょっと走ったり，階段を上るときに息切れがするようになった．転んでもいないのに手足にあざができやすい．特に発熱などはない．
- **既往歴** 特記なし．服薬も特になし．
- **家族歴** 特記なし．
- **身体所見** 体温36.8℃，血圧105/78 mmHg，脈拍98回/分，呼吸数18/分，身長158 cm，体重49 kg．
- **概観** 全身状態ほぼ正常，顔色は不良，口腔：異常なし，結膜：貧血，肺野：清，心音：I→II，III−，IV−，腹部：肝脾腫なし，四肢：下腿浮腫軽度（+），皮膚，爪：異常なし．
- **検査所見** WBC <u>1,800/μL</u>（Stab 8%，Seg 18%，Mono 8%，Lym 66%），RBC 244万/μL，<u>Hb 6.8 g/dL</u>，<u>Ht 22.5%</u>，MCV 92.2 fL，MCH 27.8 pg，MCHC 30.2 g/dL，<u>PLT 2.5万/μL</u>，RET 0.1%．
TP 6.2 g/dL，Alb 4.2 g/dL，T-Bil 0.8 mg/dL，D-Bil 0.4 mg/dL，AST 22 mg/dL，ALT 20 IU/L，LDH 260 IU/L，ALP 155 IU/L，γ-GTP 21 IU/L．BUN 13.0 mg/dL，Cr 0.6 mg/dL，Na 140 mEq/L，K 4.1 mEq/L，Cl 101 mEq/L，血糖98 mg/dL，CRP 0.1 mg/dL．

⬇

血液検査で汎血球減少が認められました．
さて，何が起きているのでしょうか？

⬇

○ まずは貧血の鑑別から考えてみましょう．

MCV，MCHCから正球性正色素性貧血であることがわかります．
- 次にRETとヘマトクリットからRPI（reticulocyte production index）を計算してみましょう．
RPI＝0.025（造血が正常な貧血では＞2.0）
よって，何らかの造血障害が疑われます．

⬇

- この時点で貧血，汎血球減少を伴う造血障害という観点から鑑別診断を挙げてみましょう．
1. 先天性あるいは後天性の再生不良性貧血
2. 急性白血病
3. 骨髄異形成症候群
4. SLEなど膠原病
5. ビタミンB_6，ビタミンB_{12}，葉酸欠乏
6. 重症敗血症
7. 脾機能亢進
8. 血球貪食症候群
9. ウイルス性肝炎
10. 発作性夜間血色素尿症（PNH）など．

⬇

これらの疾患を鑑別するために追加の検査を行います．
1. 骨髄穿刺，生検，染色体分析
2. 抗核抗体，補体
3. 尿所見
4. 胸部〜腹部CT
5. ビタミンB_6，ビタミンB_{12}，葉酸
6. HCV，HBV
7. Ham試験，Sugar-Water試験

⬇

追加検査結果

骨髄穿刺 有核細胞数0.3万/μLで低形成骨髄，芽球0.8％，血球に形態異常は認めない．

骨髄生検 低形成骨髄，細胞：脂肪＝1：6，線維化は認めない．染色体分析では正常核型．

抗核抗体陰性，補体正常，尿所見では蛋白尿なし．
CTでは，肝脾腫なし，リンパ節腫大なし．

その他，ビタミンB群と葉酸は正常値，HCV抗体陰性，HBV抗原抗体陰性，Ham, Sugar-Water試験はともに陰性．

以上から，感染症や膠原病などの所見はなく，再生不良性貧血を疑いました．さらに，診断の確実性を増すため，造血巣の様子をMRIで確認します．

⬇

胸腰椎MRI
T1強調像で椎体の骨髄は均一な高信号をきたしています．
STIR像では，高信号域は全体的に抑制されてみえます．

骨髄生検で，脂肪が多くみられましたが，MRIでも全体的に脂肪髄が多いことが示されたことになります．

診断 》》再生不良性貧血

🔴 診断のポイント

再生不良性貧血には，先天性と後天性があります．19歳という若年ですので，念のため，先天性造血不全をきたしやすいdyskeratosis congenita (DC) とFanconi貧血の可能性について考えます．DCは皮膚の網状色素沈着，爪の萎縮，粘膜上皮の白板症を特徴とする先天異常で大部分は小児期に骨髄不全を発症します．この患者さんでは，正常な皮膚と爪で粘膜にも異常を認めません．Fanconi貧血は皮膚色素沈着，低身長，性腺機能不全などが特徴ですが，血球減少のみの場合もあります．染色体が脆弱であることからマイトマイシンCやジエポキシブタンなどで処理したリンパ球の染色体断裂をみることでスクリーニングができます．

また，HLA解析も，将来の造血幹細胞移植の可否を検討するうえで重要ですが，HLA-DRB1:1501をもつ人に再生不良性貧血が多いともいわれています．

発作性夜間ヘモグロビン血症 (PNH) は，再生不良性貧血の関連が示唆されており，微量のCD55-CD59-PNH血球が再生不良性貧血症例で少なからず検出されます．PNH血球をもつ症例では，PNH血球をもたない症例よりも，免疫抑制療法に対する反応が良好であることが，いくつかの後方視的研究で示されています．

表 6-1 　再生不良性貧血の診断基準(平成 28 年度改訂)

1. 臨床所見として，貧血，出血傾向，ときに発熱を認める．
2. 以下の 3 項目のうち，少なくとも 2 つを満たす．①ヘモグロビン濃度；10.0 g/dL 未満，②好中球；1,500/μL 未満 ③血小板；10 万 /μL 未満
3. 汎血球減少の原因となる他の疾患を認めない．汎血球減少をきたすことの多い他の疾患には，白血病，骨髄 異形成症候群，骨髄線維症，発作性夜間ヘモグロビン尿症，巨赤芽球性貧血，癌の骨髄転移，悪性リンパ腫，多発性骨髄腫，脾機能亢進症(肝硬変，門脈圧亢進症など)，全身性エリテマトーデス，血球貪食症候群，感染症などが含まれる．
4. 以下の検査所見が加われば診断の確実性が増す．
   1) 網赤血球や未成熟血小板割合の増加がない．
   2) 骨髄穿刺所見(クロット標本を含む)は，重症例では有核細胞の減少がある．非重症例では，穿刺部位によっては有核細胞の減少がないこともあるが，巨核球は減少している．細胞が残存している場合，赤芽球にはしばしば異形成があるが，顆粒球の異形成は顕著ではない．
   3) 骨髄生検所見で造血細胞割合の減少がある．
   4) 血清鉄値の上昇と不飽和鉄結合能の低下がある．
   5) 胸腰椎体の MRI で造血組織の減少と脂肪組織の増加を示す所見がある．
   6) 発作性夜間血色素尿症形質の血球が検出される．
5. 診断に際しては，1．，2．によって再生不良性貧血を疑い，3．によって他の疾患を除外し，4．によって 診断をさらに確実なものとする．再生不良性貧血の診断は基本的に他疾患の除外による．ただし，非重症例では骨髄細胞にしばしば形態異常がみられるため，芽球・環状鉄芽球の増加や染色体異常がない骨髄異形成症候群との鑑別は困難である．このため治療方針は病態に応じて決定する必要がある．免疫病態による(免疫抑制療法がききやすい)骨髄不全かどうかの判定に有用な可能性がある検査所見として，PNH 型血球・HLA クラスⅠアレル欠失血球の増加，血漿トロンボポエチン高値(320 ng/mL)などがある．

特発性造血障害に関する調査研究班：再生不良性貧血診療の参照ガイド平成 28 年改訂版．p.3, 2016 より転載

　本症例では，フローサイトメトリーにより 0.05％の PNH 血球が検出されました．

　次に厚生労働科学研究費補助金難治性疾患克服研究事業「特発性造血障害に関する調査研究班」による再生不良性貧血の診断基準を示します(表 6-1，6-2)[1]．

　次に述べるように，治療を検討するうえで重症度の診断も重要です．

🔴 治療のポイント

　軽症～中等度例では，経過観察または，シクロスポリン，抗胸腺細胞グロブリン(ATG)の投与を検討します．重症例および最重症例などの輸血依存例では，ATG＋シクロスポリン±エルトロンボパグ±G-CSF を，HLA 適合同胞ドナーが得られる若年例では，同種造血幹細胞移植を検討します．

表 6-2 再生不良性貧血の重症度基準(平成 29 年度修正)

stage 1	軽症	下記以外で輸血を必要としない.
stage 2	中等症 a b	以下の 2 項目以上を満たし, 赤血球輸血を必要としない. 赤血球輸血を必要とするが,その頻度は毎月 2 単位未満. 　　網赤血球　60,000/μL 未満 　　好中球　　1,000/μL 未満 　　血小板　　50,000/μL 未満
stage 3	やや重症	以下の 2 項目以上を満たし,毎月 2 単位以上の赤血球輸血を必要とする 　　網赤血球　60,000/μL 未満 　　好中球　　1,000/μL 未満 　　血小板　　50,000/μL 未満
stage 4	重症	以下の 2 項目以上を満たす 　　網赤血球　40,000/μL 未満 　　好中球　　500/μL 未満 　　血小板　　20,000/μL 未満
stage 5	最重症	好中球 200/μL 未満に加えて,以下の 1 項目以上を満たす 　　網赤血球　20,000/μL 未満 　　血小板　　20,000/μL 未満

特発性造血障害に関する調査研究班:再生不良性貧血診療の参照ガイド 平成 28 年度改訂版より転載

また,支持療法として輸血療法を適宜行いますが,赤血球輸血による鉄過剰を防ぐため,経口鉄キレート療法も併用します.

文献

1) 特発性造血障害に関する調査研究班:再生不良性貧血診療の参照ガイド 令和 4 年度改訂版, 2023
2) Killick SB, et al : British Society for Standards in Haematology : Guidelines for the diagnosis and management of adult aplastic anaemia. Br J Haematol 172(2) : 187-207, 2016 (PMID 26568159)
3) Scheinberg P, et al : How I treat acquired aplastic anemia. Blood 120(6) : 1185-1196, 2012 (PMID 22517900)

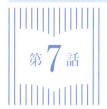

第7話　骨髄異形成症候群

 出来の悪い血液

患者 77歳，男性．

現病歴 1週間前から調子が悪い．風邪が治らない感じ．食欲もあまりないため家族が心配して病院へ連れてきた．
半年前から階段や坂道を登るときに息切れあり．

既往歴 高血圧症，糖尿病．

身体所見 体温37.8℃，血圧155/80 mmHg，脈拍105回/分，呼吸数28/分，身長170 cm，体重55 kg．

概観 全身状態やや不良．咽頭発赤軽度，扁桃腫大なし，肺野：右下肺野に吸気終末にやや粗いcrackleあり．心音：Ⅰ→Ⅱ，Ⅲ−，Ⅳ＋．

検査所見 WBC 2,300/μL（Stab 21％，Seg 35％，Mono 8％，Lym 35％，Blast 1％）
RBC 255万/μL，Hb 7.8 g/dL，Ht 28.5％，MCV 111.8 fL，MCH 30.6 pg，MCHC 27.3 g/dL，PLT 8.3万/μL，RET 0.8％．
TP 5.7 g/dL，Alb 3.2 g/dL，T-Bil 0.8 mg/dL，D-Bil 0.6 mg/dL，AST 25 IU/L，ALT 20 IU/L，LDH 360 IU/L，ALP 135 IU/L，γ-GTP 25 IU/L．
BUN 11.0 mg/dL，Cr 0.6 mg/dL，Na 137 mEq/L，K 3.7 mEq/L，Cl 99 mEq/L，血糖 119 mg/dL，CRP 3.0 mg/dL．

↓

○さて，何が起きているのでしょうか？

軽度の白血球減少と中等度の貧血，血小板減少を認めます．
さらによくみてみると白血球にBlastが混ざっています．またMCVが高値で大球性を示していること，LDHが高いことなどがわかります．

↓

○この時点でいったん，鑑別診断を行ってみましょう．

↓

鑑別診断
1. 巨赤芽球性貧血
2. 再生不良性貧血
3. 骨髄異形成症候群
4. 急性骨髄性白血病

などが挙げられます．
◎これらを念頭に，次のステップに進みましょう．

⬇

追加検査
1. 末梢血液像の観察
2. 骨髄穿刺，生検

⬇

　何はともあれ，まずは，末梢血液像の観察です．
　好中球の異形成である Pseudo-Pelger Huët 異常や，巨大血小板などがみられます（図7-1，7-2）．

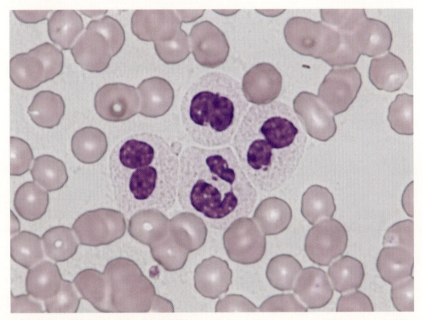

図7-1　Pseudo-Pelger Huët 異常
成熟好中球の分葉異常で1〜2分葉の好中球が多くみられます．特に2分葉のものは Pince nez（鼻眼鏡）タイプとよばれます．

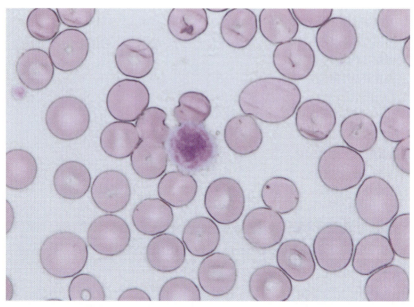

図 7-2 巨大血小板
赤血球と同等以上の大きさをもつ巨大な血小板がみられます．骨髄異形成症候群や，特発性血小板減少性紫斑病，DIC，Bernald-Soulier 症候群，May-Hegglin 異常などの際に出現することが知られています．

骨髄像では，円形分離核をもつ巨核球，巨赤芽球，Pseudo-Pelger Huët 異型などがみられました．さらに骨髄芽球を6%認めます（図 7-3〜7-5）．

第7話 骨髄異形成症候群 49

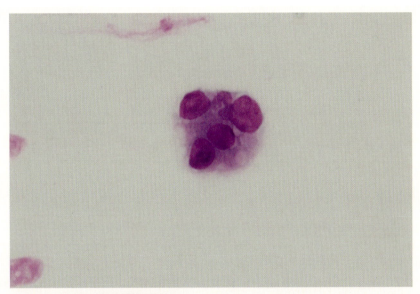

図7-3 小型の円形分離核巨核球
小型の巨核球ですが，核が分葉ではなく，いくつかに分離してしまっています．

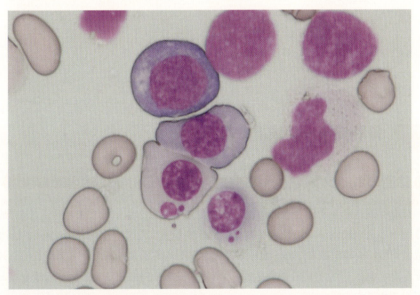

図7-4 巨赤芽球様の異形成
赤芽球も核の成熟が遅れており，巨赤芽球様の変化がみられます．一部の赤芽球では核の断裂も認めます．

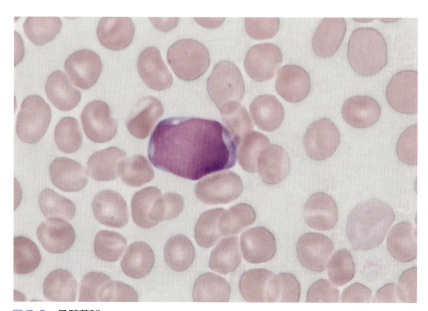

図 7-5　骨髄芽球
骨髄芽球と思われる，幼若な細胞が散見されます．

染色体分析では，複雑な核型の異常を認めました．

診断 》骨髄異形成症候群　MDS-IB-1

● 診断のポイント：骨髄異形成症候群（MDS） p.245〜247 写真11〜14

　造血幹細胞に変異が起き，各血球へ分化する能力をもったまま増殖した結果，骨髄中の造血細胞が次第に異型細胞に置き換わってしまう疾患と考えられます．造血細胞に変異があるため，血球が産生されても，貪食されたり，アポトーシスをきたすなど，いわゆる「無効造血」のために貧血や白血球減少，血小板減少などが起こります．
　原因はまだ未解明ですが，造血幹細胞におけるDNAの変異，過剰なメチル化，骨髄微小環境の異常などが，MDSの発症に関連していると思われます．一

表 7-1 WHO 分類（2022 年改訂）

病型	芽球	染色体核型	遺伝子変異
遺伝子異常で定義される MDS			
MDS with low blasts and isolated 5q deletion (MDS-5q)	< 5% BM and < 2% PB	5q 欠失単独，または monosomy 7，7q 欠失以外の他の異常一つを伴う	
MDS with low blasts and SF3B1 mutation[a] (MDS-SF3B1)	< 5% BM and < 2% PB	5q 欠失，monosomy 7，または複雑異常を伴わない	SF3B1
MDS with biallelic TP53 inactivation (MDS-biTP53)	< 20% BM and PB	通常は複雑核型	2 つ以上の TP53 変異，または TP53 コピー数減少またはコピー数中立的ヘテロ接合性の喪失を伴う 1 つの変異
形態的に定義される MDS			
MDS with low blasts (MDS-LB)	< 5% BM and < 2% PB		
MDS, hypoplastic[b] (MDS-h)			
MDS with increased blasts (MDS-IB)			
MDS-IB1	5-9% BM or 2-4% PB		
MDS-IB2	10-19% BM or 5-19% PB or Auer rods		
MDS with fibrosis (MDS-f)	5-19% BM；2-19% PB		

[a] 環状鉄芽球≧15%の場合，SF3B1 変異の代わりとなる
[b] 骨髄細胞密度≦25%，年齢補正を要する

部の症例では，悪性腫瘍に対する抗腫瘍薬の投与歴や放射線療法による治療歴があり，これらは治療関連 MDS と考えられます．

MDS にはいくつかの病型があり，分類法は FAB と WHO 分類が用いられています．ここでは，WHO 分類を示します（表 7-1）[1]．

また，骨髄中の芽球比率，Hb 濃度，好中球数，血小板数，染色体異常のリスク区分などの予後因子によって，予後のリスク分類が行われます．

ここでは，広く使用されている International Prognostic Scoring System（IPSS）[2]（表 7-2, 7-3）と 2012 年に改訂された Revised IPSS[6] を紹介します（表 7-4〜7-7）．

① IPSS

表 7-2　IPSS によるスコア表

予後因子	0	0.5	1.0	1.5	2.0
骨髄中芽球（％）	<5	5〜10		11〜20	21〜30
染色体異常	Good	Intermediate	Poor		
血球減少（系統数）	0/1	2/3			

染色体異常：Good：正常核型，−Y，del（5q），del（20q）．Intermediate：その他．Poor：3 つ以上の複雑染色体異常，7 番染色体異常．

表 7-3　IPSS によるスコア合計点とリスク分類

リスク分類	スコア合計点	生存期間中央値（年）	25％AML 移行期間（年）
Low	0	5.7	9.4
Int-1	0.5〜1.0	3.5	3.3
Int-2	1.5〜2.0	1.2	1.1
High	≧2.5	0.4	0.2

② IPSS-R

表 7-4　IPSS-R によるスコア表

予後因子	0	0.5	1	1.5	2	3	4
染色体異常のリスク区分	Very good		Good		Intermediate	Poor	Very poor
骨髄芽球比率％	≦2		>2〜<5		5〜10	>10	
Hb 濃度（g/dL）	≧10		8〜<10	<8			
血小板（×10^4/μL）	≧10	5〜<10	<5				
好中球数（/μL）	≧800	<800					

表 7-5 染色体核型のリスク

リスク区分	核型
Very good	del(11q), −Y
Good	正常核型, del(5q), del(12p), del(20q), del(5q)を含む2重染色体異常
Intermediate	del(7q), +8, iso(17q), +19, その他の単一あるいは二重染色体異常をもつ独立クローン
Poor	Inv(3q)/t(3q)/del(3q), −7, −7/del(7q)を含む2重染色体異常 複雑核型：3つの染色体異常
Very poor	4つ以上の染色体異常

表 7-6 MDS IPSS-R におけるリスク群と合計スコア

リスク群	スコア合計点
Very low	≦1.5
Low	1.5〜3
Intermediate	>3〜4.5
High	>4.5〜6
Very High	>6

表 7-7 IPSS-R による予後予測

リスク群	Very low	Low	Intermediate	High	Very High
生存期間中央値(年)	8.8	5.3	3.0	1.6	0.8
25% AML 移行期間(年)		10.8	3.2	1.4	0.73

治療のポイント

　MDS に対する治療の目的は，原病による血球減少に対する対症療法と，AML 移行を防ぎ，生命予後を延長させることの2つがあります．

　前者では，貧血と血小板減少に対する輸血が行われるが，エリスロポエチン濃度が 500 U/mL 以下の症例では，エリスロポエチン製剤（日本ではダルベポエチン・アルファが適応）の投与を考慮します．また，低形成性 MDS や PNH 血球を認める例，HLA-DR15 陽性などではシクロスポリンなど免疫抑制療法が有効な場合があります．

　del(5q)に関連する MDS では，レナリドミドの有効性が示されています．

また，DNA脱メチル化剤であるアザシチジンによる血球の回復と生存期間の延長が示されています．比較的若年で予後不良因子をもつ患者に対しては，同種造血幹細胞移植が考慮されます．

文献
1) NCCN clinical practice guidelines in oncology, Myelodysplastic syndrome 2017 version 2. https://www.NCCN.org/（2017年5月15日）
2) Swerdlow SH, Campo E, et al (eds)：WHO classification of tumors of haematopoietic and lymphoid tissues, 4th ed. International Agency for Research on Cancer, Lyon 2008
3) 骨髄異形成症候群の診断基準と診療の参照ガイド 改訂版作成のためのワーキンググループ：骨髄異形成症候群診療の参照ガイド 平成26年度改訂版．
4) Khoury JD, et al：The 5th edition of the World Health Organization Classification of Haematolymphoid Tumours：Myeloid and Histiocytic/Dendritic Neoplasms. Leukemia 36(7)：1703-1719, 2022(PMID 35732831)
5) Greenberg P, et al：International scoring system for evaluating prognosis in myelodysplastic syndromes. Blood 89(6)：2079-2088, 1997(PMID 9058730)
6) Greenberg PL, et al：Revised international prognostic scoring system for myelodysplastic syndromes. Blood 120(12)：2454-2465, 2012(PMID 22740453)

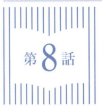

第8話 白血球増加の原因を考える

　白血球の増加にはさまざまな原因があります．
　日常診療で白血球増加に遭遇した場合に，重要なことは，経過を観察すべきか？専門家へコンサルトすべきか？　を判断することです．

🔥 白血球増加のメカニズム

　白血球の増加をみたら，なぜ増えているかを考えてみましょう．
　白血球が増える原因は，大きく分けて以下の5つが考えられます（図8-1）．

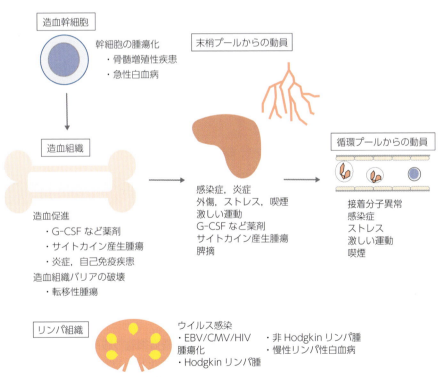

図8-1　白血球増加のメカニズム

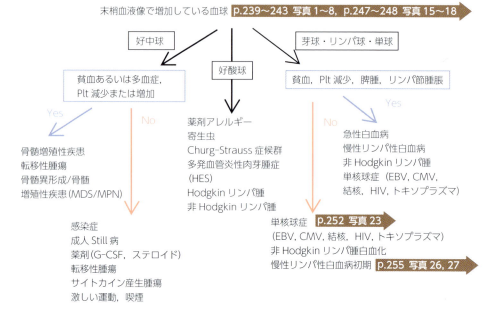

図 8-2　白血球増加の鑑別診断アルゴリズム

1. 反応性
2. ウイルス感染
3. 腫瘍
4. 薬剤性
5. 先天性

　まずは，反応性の白血球増加ですが，これには，ストレス，喫煙，炎症，感染症，外傷，激しい運動などが挙げられます．炎症やストレスによってサイトカイン産生，交感神経の興奮によって末梢プールおよび骨髄から白血球が動員されることによります．

　2番目に，EB ウイルスやサイトメガロウイルス，HIV などがリンパ球に感染すると，感染した細胞の増殖あるいは，反応性のリンパ球増加が起こります．伝染性単核球症はその代表と考えられます．

　3番目に，造血幹細胞，造血前駆細胞あるいは造血細胞の腫瘍化は，慢性あるいは急性白血病，悪性リンパ腫を引き起こし，腫瘍化した細胞が増加します．また，骨髄への固形がんの浸潤は，造血巣のバリアを破壊し，幼若な末梢血への流

入を起こすことがあります．一部の固形がんや Hodgkin 病など悪性リンパ腫では，サイトカイン産生による白血球増加を来します．

4番目に，G-CSF のようなサイトカイン製剤はもちろん，副腎皮質ホルモン製剤は，造血促進と末梢プールからの動員により白血球を増加させます．

最後に，先天性に白血球増加をきたす疾患もあります．代表例として，接着分子の異常による白血球増加をきたす白血球接着不全症があります．

白血球増加の鑑別診断の流れを考えてみましょう（図 8-2）．

最初のステップでは，白血球のどの分画が増えているのか？ をみます．

次に，赤血球や血小板が同時に増加あるいは減少していないか？ を確認します．

そのうえで，腫瘍性の白血球増加あるいは反応性の増加か？ を鑑別していきます．

急性白血病を代表とする「怖い白血球増加」の特徴は，白血球分画のなかで，芽球や単核球，リンパ球など1種類の細胞が突出して増えている，貧血や血小板減少を伴っているなどです．また，発熱，出血傾向，歯肉腫脹，肝脾腫やリンパ節腫大の有無など全身の所見を丁寧に診察することも重要です．

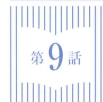

第9話 好中球増加，好酸球増加，リンパ球増加

  腰痛を主訴とした白血球増多の症例

- **患者** 58歳，男性．
- **現病歴** 10日以上前から左腰～臀部にかけての痛みがあり来院．その他の自覚症状なし．
- **既往歴** 喫煙歴20本/日×38年，飲酒歴2合/日×30年以上．
- **身体所見** 体温36.7℃，血圧142/81 mmHg，脈拍90回/分，身長172 cm，体重65 kg．
- **概観** 全身状態は普通．HEENT(眼，耳，鼻，口腔，咽頭)：異常なし，肺雑音なし，心音異常なし．腹部所見：肝脾腫なし，腸音異常なし．左臀部に叩打痛と腫瘤を認める．
- **検査所見** WBC 27,500/μL(Blast 0%，Myelo 1%，Meta 0.5%，Stab 18.5%，Seg 55%，Mono 3%，Eosin 2%，Lym 20%)，RBC 450万/μL．Hb 13.0 g/dL，Ht 42.5%，MCV 106.3 fL，MCH 28.6 pg，MCHC 26.9 g/dL，PLT 29.5万/μL，RET 1.8%，RDW-SD 50 fL．

⬇

　著明な白血球増加を認めます．増えているのは好中球が主体です．各成熟段階の骨髄球や後骨髄球が出ていますが，芽球は認めません．いわゆる白血病裂孔はないといえます．
　貧血や血小板減少も認めていません．

⬇

この時点で何を考えるでしょうか？

⬇

　まずは感染症や薬剤，炎症性疾患，悪性腫瘍などを想起します．

好中球増加の機序としては，
①骨髄での好中球産生刺激と骨髄滞在時間の短縮
②辺縁プールからの動員

表 9-1 好中球増加の原因

感染症	細菌感染症,ウイルス感染症,抗酸菌感染症
薬剤	G-CSF,グルココルチコイド,リチウム
内分泌疾患	甲状腺機能亢進症,Cushing 症候群
炎症性疾患	結節性多発動脈炎,関節リウマチ,成人 Still 病
悪性腫瘍	慢性骨髄性白血病,慢性好中球性白血病,本態性血小板血症 真性多血症,骨髄線維症,非 Hodgkin リンパ腫 G-CSF 産生腫瘍,GM-CSF 産生腫瘍,固形癌骨髄転移
その他	出血,脾摘,喫煙,激しい運動

George TI : Malignant or benign leukocytosis. Hematology Am Soc Hematol Educ Program 2012 : 475-484, 2012(PMID 2323622),Charbot-Richards DS, et al : Leukocytosis. Int J Lab Hematol 36(3) : 279-288, 2014(PMID 24750674)

などが挙げられます(表 9-1)[1,2]. p.241〜242 写真 4, 5, p.244 写真 9, 10

この症例では,CT にて肺腫瘍と腸骨への転移が見つかりました.

気管支鏡下で生検を行ったところ,病理組織では肺大細胞癌,免疫染色にて G-CSF 産生が認められました.

診断 》》 G-CSF 産生肺癌

症例⓫ かぜ様症状で白血球増加の症例

患者 22歳,男性.大学生.

現病歴 1週間前から倦怠感と発熱,頭痛が出現し,当院を受診した.感冒と考え,経験的治療として抗菌薬3日分を処方するも改善せず,本日再診.初診時の血液検査結果が判明.

既往歴 喫煙歴なし,アルコール機会飲酒,その他特記事項なし.

身体所見 身長 175 cm,体重 68 kg,体温 38.0℃,血圧 128/75 mmHg,脈拍 100回/分・整,呼吸数 20 回/分.
咽頭発赤なし,リンパ節触知なし,聴打診で肺野異常なし,心雑音なし.脾臓季肋下 3 cm 触知,肝季肋下 2 cm 触知.

血液検査 WBC 18,100/μL(Stab 5%, Seg 4%, Lym 90%, Mono 1%),RBC 540万/μL,Hb 15.5 g/dL,Ht 46%,PLT 24万/μL.
TP 7.2 g/dL,Alb 4.0 g/dL,T-Bil 1.1 mg/dL,D-Bil 0.9 mg/dL,AST 155 IU/L,ALT 234 IU/L,ALP 322 IU/L,γ-GTP 85 IU/L,LDH

485 IU/L.
BUN 26 mg/dL, Cr 1.0 mg/dL, Na 140 mEq/L, K 4.5 mEq/L, Cl 104 mEq/L, 血糖 98 mg/dL, CRP 1.2 mg/dL.

⬇

血液検査の結果には，このような画像が添付されていました（図 9-1）．
リンパ球系の細胞ですが，細胞質が青く，核には核小体がみられます．異型リンパ球と考えます．

⬇

咽頭痛はなく，あまり典型的ではありませんが，伝染性単核球症を考えます．

◦次に行う検査は

Epstein-Barr ウイルス（EBV）を中心に追加検査を行いました．

⬇

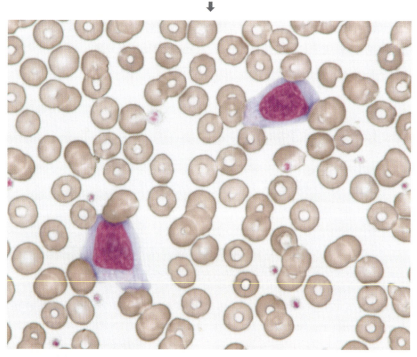

図 9-1　症例 11 の血液像

> **ウイルス検査**
> EBNA 10, EB-VCA-IgG 80, EB-VCA-IgM <10, EB-EA-IgG <10
> CMV-IgG 120, CMV-IgM 25.

↓

EBV は既感染パターンでしたが，サイトメガロウイルス(CMV)の初感染が疑われます．

診断 》サイトメガロウイルス(CMV)感染による伝染性単核球症

● 診断のポイント

CMV は，不顕性感染であることが多いですが，EBV と似た伝染性単核球症様の症状をきたすことがあります(表 9-2)．

欧米では，伝染性単核球症の約 80％は EBV，20％は CMV が原因であるとの報告があります．EBV と異なり咽頭痛は少なく頭痛の訴えが比較的多いのが特徴です．日本人での抗 CMV-IgG 陽性率は約 80％ですが，若年層では 60〜70％と低くなります．米国ではさらに低く 40〜50％です[1,2]．

リンパ球増加は，反応性増加と腫瘍性増加の 2 つに大別されます(表 9-3) p.252 写真 23, p.255〜256 写真 26〜29 ．病歴と臨床所見から鑑別診断を行います．最も大切なことは，実際に末梢血の塗抹標本を鏡検して，どのような細胞が増えているのかを確認することです．

● 治療のポイント

伝染性単核球症には特異的な治療はありません．基本的には経過観察ですが，時に肝機能障害，黄疸，汎血球減少が進行することがあります．このような症例では血球貪食症候群に移行している可能性を考えなければなりません．高フェリチン血症，フィブリノゲン減少，中性脂肪高値などが鑑別診断に有用です．血球貪食症候群を疑う場合には，躊躇なく血液内科医へ相談し，ステロイドや免疫抑制薬による治療を検討します．

表 9-2 伝染性単核球症様の単核球増加をきたす疾患
p.252 写真 23

1. EBV 感染症
2. CMV 感染症
3. 結核
4. HIV 初感染
5. トキソプラズマ症

表 9-3 リンパ球増加の原因
p.252 写真 23, p.255 写真 26, 27

反応性リンパ球増加
- 感染症：EBV, CMV, HSV, HIV, アデノウイルス, コクサッキーウイルス, インフルエンザ, デング熱, 結核, チフス, 梅毒, 百日咳
- 内分泌疾患：副腎不全, 下垂体機能低下症, 甲状腺機能亢進症など
- 悪性腫瘍：非 Hodgkin リンパ腫での反応性リンパ球増加
- その他：喫煙, 薬剤過敏症

腫瘍性リンパ球増加
- 悪性リンパ腫：マントル細胞リンパ腫, 辺縁帯リンパ腫, 小型リンパ球性リンパ腫, Burkitt リンパ腫, T 細胞性リンパ腫, NK 細胞リンパ腫, 濾胞性リンパ腫, リンパ形質細胞リンパ腫
- 白血病：慢性リンパ性白血病, 急性リンパ性白血病, ヘアリー細胞白血病, 成人 T 細胞性白血病

George TI：Malignant or benign leukocytosis. Hematology Am Soc Hematol Educ Program 2012：475-484, 2012(PMID 23233622), Charbot-Richards DS, et al：Leukocytosis. Int J Lab Hem 36(3)：279-288, 2014(PMID 24750674)

次は，好酸球が増加した症例です．

息切れが出現した好酸球増多症

患者 68歳，女性．

現病歴 半年前からかゆみを伴う蕁麻疹のような皮疹が出現するようになった．先週から足の浮腫があり，息切れも出てきた．37℃台の微熱あり．

既往歴 特記事項なし．

身体所見 体温 37.8℃，血圧 95/60 mmHg，脈拍 110 回/分，身長 153 cm，体重 52 kg．

概観 全身状態不良．HEENT（眼，耳，鼻，口腔，咽頭）：異常なし，肺雑音なし，心音：Ⅳ音聴取，Ⅱp 亢進，4LSB にⅢ/Ⅳ音収縮期雑音．腹部：肝脾腫なし，腸音異常なし．皮膚：膨隆を伴う皮疹散在．下腿浮腫あり．

検査所見 WBC 15,400/μL(Stab 5.0%, Seg 5.5%, Mono 3%, Eosin 75.5%, Lym 11%). RBC 420万/μL, Hb 12.0 g/dL, Ht 37.0%, MCV 88.1 fL, MCH 28.6 pg, MCHC 32.4 g/dL, PLT 15.5万/μL, RET 1.5%.

⬇

○ 明らかに好酸球が増えています．次に何をしたらよいでしょうか？

⬇

好酸球がこれだけ増えると臓器を傷害する恐れがあります．
　現病歴のなかに「息切れ」というキーワードがあります．もしかすると心筋・弁膜の障害，あるいは肺浸潤を伴っているかもしれません．

⬇

直ちに，酸素飽和度と胸部X線，心電図の検査を施行します．

⬇

酸素飽和度91％，心電図でV_1～V_4に陰性T波，胸部X線検査で右第2号の突出などを認めました．
肺梗塞の可能性があります．凝固検査を行いD-dimerの測定を行います．

⬇

> **凝固検査**
> PT 15.2秒，APTT 32.5秒，フィブリノゲン 255 mg/dL，D-dimer 26 µg/mL

⬇

好酸球増加を伴う肺梗塞であると判断し，血液内科のある総合病院へ転送しました．

🔸 診断のポイント

　好酸球増加の原因はたくさんあります（表9-4）[3, 4]．まずは，薬剤，アレルギー，寄生虫，感染症などを除外するために慎重に問診します．
　この症例では，明らかな既往歴や薬剤歴もなく，特発性好酸球増加症候群（hypereosinophilic syndrome：HES）の可能性が高いと考えられました．
　専門医へコンサルトし，骨髄穿刺・生検，染色体分析および*FIP1L1-PDGFRα*融合遺伝子の精査を行いました．

最終診断 ≫ *FIP1L1-PDGFRα*陽性
特発性好酸球増加症候群（HES） p.242 写真6 ➡

　イマチニブによる治療を開始し，好酸球増加は軽快しつつあります．

🔸 治療のポイント

　好酸球増加に対する治療はコルチコステロイドが主体でした．現在でも免疫疾

表 9-4 好酸球増加の原因

感染症	寄生虫, 真菌 (アスペルギルス, コクシジオマイコーシスなど), 疥癬
アレルギー	薬剤アレルギー, 喘息, アトピー性皮膚炎など
悪性腫瘍	腺癌, 扁平上皮癌, 大細胞性肺癌, 移行上皮癌など
血液疾患	hypereosinophilic syndrome (HES), 急性骨髄性白血病 (AML-M4Eo) Hodgkin リンパ腫, 非 Hodgkin リンパ腫
免疫疾患	Churg-Strauss 症候群, 多発性結節性動脈炎, 多発血管炎性肉芽腫症 (Wegener 肉芽腫), 好酸球性浮腫, 好酸球性筋膜炎など
内分泌疾患	Addison 病, 甲状腺機能亢進症
その他	サルコイドーシス, 木村氏病など

Mejia R, et al : Evaluation and differential diagnosis of marked, persistent eosinophilia. Semin Hematol 49(2) : 149-159, 2012 (PMID 22449625), Simon HU, et al : Therapeutic approaches to patients with hypereosinophilic syndromes. Semin Hematol 49(2) : 160-170, 2012 (PMID 22449626)

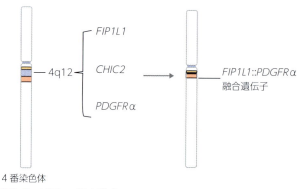

図 9-2 HES の発症機序

患, アレルギー疾患などに伴う好酸球増加に対しては第一選択でコルチコステロイドが用いられます.

HES が 4 番染色体の *FIP1L1* と *PDGFR α* の融合遺伝子をはじめ *PDGFRA*, *PDGFRB*, *FGFR1*, *JAK2*, *FLT3* 遺伝子再構成, *ETV6::ABL1* 融合遺伝子などによって発症することが解明され (図 9-2), チロシンキナーゼ阻害薬であるイマチニブが奏効することがわかってきました[2].

好酸球増加は, しばしば致命的な転帰をたどります. 弁膜症による心不全, 血栓症, 中枢神経障害などが主な死因として報告されています.

好酸球は, 寄生虫感染に対抗する免疫機構の 1 つです. 好中球やマクロファージと異なり, 自身よりもはるかに巨大な異物を攻撃し, 除去しなければなりません. そのために, さまざまな物質を分泌あるいは放出します. ロイコトリエン,

プロスタグランジン，血小板活性化因子，IL-1 や TNF およびインターフェロンγなどのサイトカインを産生します．

好酸性の顆粒には，好酸球ペルオキシダーゼ，好酸球カチオン蛋白，好酸球由来神経トキシンなどが含まれています．これらは血管の透過性を亢進させるとともに組織を傷害し，三尖弁や僧帽弁の破壊，肺障害，消化管浸潤などをきたします．また本症例のように凝固系を賦活させ，全身性の血栓症の原因となることも知られています[5-7]．

骨髄増殖性疾患

 健康診断で見つかった白血球増加

患者 47歳，女性．

現病歴 今年，会社での健康診断で血液の異常を指摘されて来院．特に風邪症状や発熱はなく，動悸や息切れも感じない．体重はこの1年変化はない．そういえば，最近，腹部が張ったような感じがある．

既往歴 特になし，タバコ(－)，アルコールは機会飲酒．

身体所見 身長 162 cm，体重 54 kg，体温 36.8℃，血圧 118/76 mmHg，脈拍 82回/分，呼吸数 20回/分．

全身状態 ほぼ良好．
咽頭発赤なし，肺野：清，心臓：心雑音なし，Ⅰ→Ⅱ，Ⅲ－，Ⅳ－．

腹部 腸音正常，肝腫大なし，脾臓を季肋下3cm触知する．

血液検査 WBC 15,300/μL (Stab 25%, Seg 43%, Meta 1%, Myelo 1%, Baso 5%, Eosin 3% Mono 2%, Lym 20%), RBC 480万/μL, Hb 14.2 g/dL, Ht 43.5%, MCV 90.6 fL, MCH 29.5 pg, MCHC 32.6 g/dL, PLT 42万/μL, RET 1.5%. TP 6.3 g/dL, Alb 4.2 g/dL, T-Bil 0.8 mg/dL, D-Bil 0.5 mg/dL, AST 38 IU/L, ALT 41 IU/L, LDH 355 IU/L, ALP 137 IU/L, γ-GTP 60 IU/L. BUN 22.0 mg/dL, Cr 0.8 mg/dL, Na 142 mEq/L, K 4.9 mEq/L, Cl 101 mEq/L, 血糖 99 mg/dL, CRP 1.0 mg/dL.

○さて，何が起きているのでしょうか？
　白血球増加と軽度の血小板増加を認めます（図9-3）．貧血や多血症はなさそうです．よく見ると，白血球に骨髄球と後骨髄球を認めます p.248 写真15, 16 ．また，好塩基球がやや多いようです．LDHの高値も気になります．

○この時点で鑑別診断を行ってみましょう.

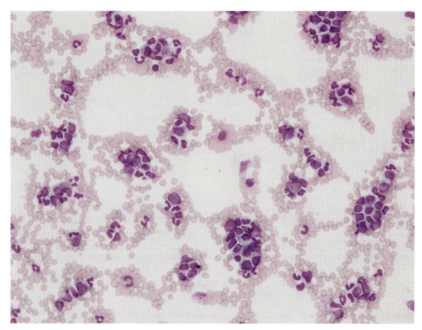

図 9-3　症例 13 の末梢血液像
好中球,後骨髄球,骨髄球など各成熟段階の細胞が著明に増加しています.芽球の増加は認めません.

　白血球が増える疾患をおさらいします.
1. 感染症(細菌性,ウイルス性,結核,寄生虫症)
2. 薬剤:ステロイド,G-CSF,喫煙,薬剤アレルギー
3. 骨髄増殖性疾患
4. 骨髄異形成症候群/骨髄増殖性疾患(MDS/MPN)
5. 急性骨髄性/リンパ性白血病
6. 慢性リンパ性白血病
7. 成人 Still 病
8. Churg-Strauss 症候群
9. 転移性腫瘍

　症状と病歴から,感染症や薬剤性,自己免疫は考えにくいようです.
よって,血液疾患を第一に考えることになります.

追加検査

骨髄穿刺, 生検
染色体分析, 表面マーカー解析, BCR/ABL1 などの FISH あるいは遺伝子解析

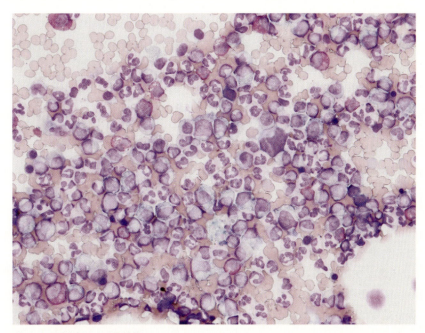

図 9-4　症例 13 の骨髄像

骨髄像：過形成, 芽球 3.0%, 明らかな異形成は認めません（図 9-4）
FISH 解析：*BCR/ABL1* 陽性細胞 100%
染色体 G 分染：t(9;22)(q34.1;q11.2)
骨髄生検：過形成骨髄, 明らかな芽球の増加や線維化はありません

診断　慢性骨髄性白血病（CML-BCR::ABL1+）

診断のポイント

慢性骨髄性白血病（CML）は, 骨髄増殖性疾患（myeloproliferative neoplasm：MPN）の 1 つです.

フィラデルフィア染色体とよばれる有名な染色体転座である t(9；22)(q34.1；q11.2)をもち，その結果生じた BCR/ABL1 融合遺伝子が原因となり，細胞内シグナル伝達が恒常的に活性化して起きる疾患です．髄外造血のために脾腫を伴うことも少なくありません．慢性期～(移行期)～急性転化の転帰を辿り，チロシンキナーゼ阻害薬(TKI)が用いられる以前は，致死的な血液腫瘍でした．

診断は，末梢血の FISH 解析や融合遺伝子解析で可能ですが，病期を確定するために骨髄穿刺と生検は必須です．

また，臨床的には CML に合致する所見で BCR/ABL1 融合遺伝子をもたない疾患もいくつか鑑別に挙げる必要があります．

1) 骨髄増殖性疾患(MPN)

・慢性好中球性白血病

白血球 ≧25,000/μL で好中球 80% 以上，芽球の出現はなく異形成もありません．CSF3R の変異がみられることが特徴です．

・原発性骨髄線維症

貧血と肝脾腫を主な症状として発症し，大多数の症例で，白血球中に芽球，赤芽球の出現を伴う白赤芽球症がみられます．骨髄穿刺で骨髄液が採取できない「ドライタップ」であることが多いため，診断には骨髄生検が必要です．異形成を伴う巨核球が増加し，広範な線維化を認めます．末梢血では涙滴赤血球や巨大血小板が見られることが少なくありません．　p.247 写真 14, p.262 写真 40

予後不良で主な死因は感染症や白血病への転化，出血などであり 5 年生存率は 40% 以下です．根本治療は，造血幹細胞移植ですが，高齢者が多いため移植適応となる症例は限られています．JAK2 阻害剤であるルキソリチニブは生存期間の延長と脾腫の軽減に有効とされています．

・真性多血症

真性多血症でも中等度の白血球増加を伴うことが多く，CML との鑑別診断に上がります(第 4 話 p.26 参照)．

・本態性血小板血症

著明な血小板増加と中等度の白血球増加を伴うことが多く，CML と鑑別すべき疾患の 1 つです(第 12 話，p96 参照)．

2) 骨髄異形成/骨髄増殖性疾患(MDS/MPN)

MDS/MPN は，骨髄増殖性疾患と骨髄異形成症候群の両方の特徴をもつ骨髄性腫瘍です．

表9-5 CMLと鑑別すべき類縁疾患

骨髄増殖性疾患(MPN)	特徴的な遺伝子異常
慢性骨髄性白血病 Chronic myeloid leukemia (CML, BCR-ABL1+)	*BCR::ABL1* 融合遺伝子
慢性好中球性白血病 Chronic neutrophilic leukemia (CNL)	CSF3R 変異
真性多血症 Polycythemia vera (PV)	JAK2 変異
原発性骨髄線維症 Primary myelofibrosis (PMF)	JAK2, CALR, MPL 変異
本態性血小板血症 Essential thrombocythemia (ET)	JAK2, CALR, MPL 変異
骨髄異形成症候群/骨髄増殖性疾患(MDS/MPN)	
慢性骨髄単球性白血病(CMML)	
非典型的慢性骨髄性白血病(aCML, BCR/ABL1 −)	

・慢性骨髄単球性白血病(CMML) p.251 写真22

　他に原因を認めない，末梢血 500/μL 以上かつ白血球中 10% 以上の持続的な単球増加をきたす疾患です．前単球や芽球も出現することもあります．多くは貧血や血小板減少を伴っており，臨床症状は，倦怠感，体重減少，発熱，易感染などです．高齢者に多く，発症年齢中央値は 65〜75 歳で男性に多い傾向があります．骨髄と末梢血における芽球の比率により CMML-1(末梢血芽球＜5%，骨髄中芽球＜10%)，CMML-2(末梢血芽球 5〜19%，骨髄中芽球 10〜19%)の2つのカテゴリーに分けられます．予後は症例によって異なりますが，芽球の出現，LDH 高値，貧血や血小板減少の進行例では予後不良であり，急性骨髄性白血病への移行も考えます．

　高齢者に多いため，治療は難しく，輸血による対症療法，白血球増加に対してはハイドロキシウレアによる化学療法が用いられます．骨髄異形成症候群で用いられる DNA 脱メチル化剤のアザシチジンも有効であるとの報告があります．比較的若年で全身状態良好であれば造血幹細胞移植も検討します．

・非典型的慢性骨髄性白血病

　BCR/ABL 陰性の非典型的 CML(aCML, *BCR/ABL1*-)は，MDS/MPN のカテゴリーに分類され，顆粒球異形成を伴い，慢性好中球性白血病で見られるCSF3R の変異を伴うことは稀です．

　CML と鑑別すべき類縁疾患を表9-5 にまとめます．

🔴 治療のポイント

　CMLの治療は，TKIの登場により大きく進歩しました．以前は治療の目標を血液学的な寛解とフィラデルフィア染色体の消滅を基準とした細胞遺伝学的寛解に置いていました．しかし，TKIが用いられるようになり，現在の治療目標は *BCR/ABL* 融合遺伝子のPCR（RQ-PCR法）で評価する分子遺伝学的寛解（MR）になっています．Major *BCR-ABL* mRNA/*ABL* mRNA比を国際標準値（IS値%）で記載され，IS値 ≦0.1%をMR 3.0，≦0.01%をMR 4.0, 0.0032%をMR 4.5としています．近年，深い分子遺伝学的寛解例において，TKIを中止する臨床研究も行われています．

　TKIには，第一世代のイマチニブ，第二世代のニロチニブ，ダサチニブ，ボスチニブ，また，T315変異に代表される変異型BCR/ABLにも効果を示す第三世代のポナチニブなどがあります．

文献

1) George TI : Malignant or benign leukocytosis. Hematology Am Soc Hematol Educ Program 2012 : 475-484, 2012（PMID 23233622）
2) Charbot-Richards DS, et al : Leukocytosis. Int J Lab Hematol 36(3) : 279-288, 2014（PMID 24750674）
3) Furui Y, et al : Cytomegalovirus（CMV）seroprevalence in Japanese blood donors and high detection frequency of CMV DNA in elderly donors. Transfusion 53(10) : 2190-2197, 2013（PMID 23968359）
4) Bate SL, et al : Cytomegalovirus seroprevalence in the United States : The national health and nutrition examination surveys, 1988-2004. Clin Infect Dis 50(11) : 1439-1447, 2010（PMID 20426575）
5) Mejia R, et al : Evaluation and differential diagnosis of marked, persistent eosinophilia. Semin Hematol 49(2) : 149-159, 2012（PMID 22449625）
6) Simon HU, et al : Therapeautic approaches to patients with hypereosinophilic syndromes. Semin Hematol 49(2) : 160-170, 2012（PMID 22449626）
7) Podjasek JC, et al : Mortality in hypereosinophilic syndrome : 19 years of experience at Mayo Clinic with a review of the literature. Leukemia Res 37(4) : 392-395, 2013（PMID 23332454）
8) Arber DA, et al : The 2016 revision to the World Health Organization classification of myeloid neoplasms and acute leukemia. Blood 127(20) : 2391-2405, 2016（PMID 27069254）
9) Swerdlow SH, et al(ed) : WHO classification of tumors of haematopoietic and lymphoid tissues, 4th ed. International Agenecy for Research on Cancer, Lyon, 2008

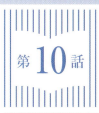

第10話 急性白血病

　急性白血病は，骨髄および末梢血で芽球がクローナルに増殖する疾患で，血液前駆細胞の腫瘍と考えられています．

　急性白血病はかなり幅の広い疾患概念ですが，まず急性骨髄性白血病と急性リンパ性白血病の2つに大別されます．

　そのなかで，白血病細胞の性質によってさらに細かい分類が行われます．

 パニック値報告の症例

- **患者**　25歳，男性．
- **現病歴**　2週間くらい前から体がだるい．3日前から喉の痛みと発熱あり．その他，特に自覚症状なし．
- **既往歴**　生来健康，特記すべき既往歴なし．
- **身体所見**　体温38.2℃，血圧110/75 mmHg，脈拍92回/分，身長173 cm，体重65 kg．
- **概観**　ややつらそう．咽頭発赤あり，扁桃腫大軽度，膿なし，口腔粘膜に点状出血数カ所あり．胸部所見なし，心雑音なし，S1→S2．腹部所見：軽度脾腫あり，肝腫大なし．四肢：数カ所に紫斑あり．

　急性上気道炎を考えましたが，念のため血液検査をしたところ，検査センターからパニック値の報告がきました．

- **検査所見**　WBC 158,000/μL（Blast 93%, Stab 1%, Seg 2%, Mono 1%, Lym 3%），RBC 380万/μL, Hb 10.0 g/dL, Ht 32.8%, MCV 86.3 fL, MCH 26.3 pg, MCHC 30.5 g/dL, PLT 3.5万/μL, RET 0.5%, TP 7.0 g/dL. Alb 4.0 g/dL, T-Bil 0.8 mg/dL, D-Bil 0.6 mg/dL, AST 45 IU/L, ALT 28 IU/L, LDH 450 IU/L, ALP 220 IU/L, γ-GTP 25 IU/L. BUN 29.0 mg/dL, Cr 1.1 mg/dL, UA 9.5 mg/dL, Na 140 mEq/L, K

4.2 mEq/L，Cl 101 mEq/L，血糖 95 mg/dL，CRP 5.5 mg/dL．

↓

WBC 10万/μL を超えており，白血球は著明に増加しています．

↓

次に，増加している成分を検討すると，Blast が大部分を占めていることがわかりました（図 10-1）．

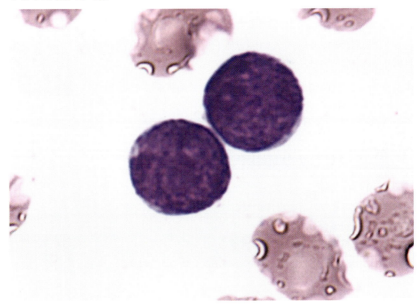

図 10-1　症例 14 の血液像

↓

PT 12.5 秒，PT-INR 1.1，APTT 32 秒，フィブリノゲン 250.0 mg/dL，D-dimer 5.5 μg/mL．

- 白血球以外の血球もみてみましょう．

Hb 10.0 g/dL で若い男性としては少なすぎます．PLT は 3.5万/μL で著明に減少しています．

念のため RPI を計算すると 0.24（＜2）しかありません．

よって造血障害が疑われます．

生化学検査では，LDH と尿酸値の上昇があり，腫瘍の増殖が示唆されます．

↓

この時点での診断：急性白血病

ただちに専門医へコンサルトします．
明日まで待っていると危険な状態になる可能性があります．

転院先での検査所見
骨髄所見：過形成骨髄，N/C 比が高く，核小体をもつ中型の芽球が骨髄を占拠しています．他の血球は少数残存しています．芽球はペルオキシダーゼ反応陰性．
細胞表面マーカー：CD10 陽性，19 陽性，20 陽性，33 陽性，34 陽性，HLA-DR 陽性
遺伝学的検査
minor *BCR/ABL* 陽性
46XY, t(9;22)(q34;q11)

診断 》》フィラデルフィア染色体陽性急性リンパ性白血病

◆ 診断のポイント

急性白血病では，腫瘍の増殖に伴い，好中球減少や貧血，血小板減少が進行するため，発熱，倦怠感，四肢の紫斑や口腔内点状出血，眼底出血などが出現します．しかし，症状は非特異的なので，感冒に間違われることも少なくありません．

原因不明の発熱や貧血，腹部触診で肝脾腫を認めるような場合には，積極的に血液検査を行ったほうがよいでしょう．

白血球の著明な増加では，末梢血の塗抹標本を作製し(実に簡単です！)，一体何が増えているのかを自分の目で確かめることを強くお勧めします(第10章参照)．

p.254 写真25

I. 急性骨髄性白血病

◆ 概念

骨髄，末梢血での骨髄芽球の増加をきたす疾患で，年間 2.5〜3 人/10 万人が罹患します．中高年者での発症が多く，発症中央値は 65 歳です．また 15 歳以下の小児で発症することも多く，急性骨髄性白血病の 15〜20％を占めています．

p.249〜251 写真17〜21

臨床像

骨髄での骨髄芽球の増加により，正常造血は抑制され，顆粒球の減少，貧血，血小板減少が進行します．また，時に播種性血管内凝固症候群(DIC)の発症や，皮疹，歯肉腫脹，肝脾腫など芽球の臓器浸潤，高尿酸血症，著明な芽球増加例では中枢神経への浸潤もきたすこともあります．

検査

急性骨髄性白血病を疑った場合には，まず末梢血の血液像を観察します．次に骨髄穿刺と生検を行います．

1) 骨髄穿刺

骨髄像は Wright Giemsa 染色あるいは May-Giemsa 染色を行い，芽球比率，他の血球の形態について注意深く観察します．

急性骨髄性白血病の診断は，骨髄中の芽球比率によります．FAB 分類(French-American-British 分類)では骨髄有核細胞中 30% 以上を急性白血病と定義しましたが(表 10-1)，後の WHO 分類(表 10-2)[2]では，20% 以上としています．

ただし，赤芽球の比率が 50% 以上ある場合には，赤芽球以外の有核細胞中 20% 以上が芽球の場合に急性赤白血病(FAB 分類で M6)，未熟赤芽球が 80% 以上の場合には Pure erythroid leukemia とします．

また，特殊染色による細胞生化学検査を行います．

①ミエロペルオキシダーゼ(MPO)染色：顆粒球系細胞は細胞質に MPO を有しています．MPO 染色は，骨髄球系あるいはリンパ球系の鑑別に用います．MPO が 3% 以上の細胞に陽性であれば急性骨髄性白血病(AML)と診断します．陰性の場合には，単球系，巨核球性，未分化白血病(FAB：M0)，あるいはリンパ球性白血病を考えます．

②エステラーゼ染色：顆粒球系細胞を染める特異的ナフトール ASD クロロアセテートエステル(特異的エステラーゼ)染色と，単球系細胞を染める非特異的 α ナフトールブチレート(非特異的エステラーゼ)染色があります．骨髄単球性白血病(M4)と単球性白血病(M5)の診断に有用です．

③PAS 染色：正常な赤芽球は PAS 染色陰性ですが，赤芽球性白血病の赤芽球は PAS 染色で陽性に染まります．急性赤白血病(M6)の診断に有用です．

表 10-1　AML の FAB 分類と診断

FAB 分類		特徴
M0	急性未分化型白血病	MPO 陰性，フローサイトメトリーで MPO 陽性
M1	分化傾向のない急性骨髄性白血病	MPO 陽性，分化傾向はない
M2	分化傾向をもつ急性骨髄性白血病	10％以上の細胞に前骨髄球以降の血球への分化を認める
M3	急性前骨髄球性白血病	前骨髄球の増殖，Auer 小体，Fagot 細胞，t(15；17)，*PML-RARα* 融合遺伝子
M4	急性骨髄単球性白血病	特異的および非特異的エステラーゼの2重染色陽性，好酸球の増加する M4Eo は比較的予後良好
M5	急性単球性白血病	非特異的エステラーゼ陽性，白血病細胞の 80％以上が単芽球の場合，M5a と診断します．大半が前単球である場合には M5b とされます．
M6	急性赤白血病	骨髄有核細胞の 50％以上が赤芽球でかつ赤芽球以外の有核細胞中の芽球≧20％
M7	急性巨核球性白血病	芽球の 50％以上に巨核芽球の性質をもつ．MPO 染色陰性，CD41,CD61 が発現．

2）細胞表面抗原

フローサイトメトリーを用いた細胞表面抗原の解析は，急性骨髄性白血病の診断に有用です．CD13，33，34 は高頻度に陽性です．M4，5 など単球系白血病では CD14，M6 では glycophorin A，M7 では CD41 あるいは 61 陽性．

3）遺伝子検査

染色体分析（G 分染）および *RUNX1::RUNX1T1* 融合遺伝子，*CBFβ::MYH11* 融合遺伝子，*PML::RARα* 融合遺伝子などの解析を行います．

また，予後不良因子の探索として *NPM1* 遺伝子変異，*CEBPA* 遺伝子変異，*FLT3*-ITD 変異の有無を検査します．

🔥 診断と分類

AML は，FAB と WHO の 2 つの分類法により分けることができます．FAB 分類では細胞の形態および細胞生化学的な特徴によって M0〜7 の 8 つに分類します（表 10-1）．

WHO 分類では臨床的特徴，形態，遺伝子異常などによって表 10-2 のように

表 10-2 AML の WHO 分類（2022 年改訂）

遺伝子異常で定義される AML

Acute promyelocytic leukaemia with *PML::RARA* fusion
Acute myeloid leukaemia with *RUNX1::RUNX1T1* fusion
Acute myeloid leukaemia with *CBFB::MYH11* fusion
Acute myeloid leukaemia with *DEK::NUP214* fusion
Acute myeloid leukaemia with *RBM15::MRTFA* fusion
Acute myeloid leukaemia with *BCR::ABL1* fusion
Acute myeloid leukaemia with *KMT2A* rearrangement
Acute myeloid leukaemia with *MECOM* rearrangement
Acute myeloid leukaemia with *NUP98* rearrangement
Acute myeloid leukaemia with *NPM1* mutation
Acute myeloid leukaemia with *CEBPA* mutation
Acute myeloid leukaemia, myelodysplasia-related
Acute myeloid leukaemia with other defined genetic alterations

分化段階で定義される AML

Acute myeloid leukaemia with minimal differentiation
Acute myeloid leukaemia without maturation
Acute myeloid leukaemia with maturation
Acute basophilic leukaemia
Acute myelomonocytic leukaemia
Acute monocytic leukaemia
Acute erythroid leukaemia
Acute megakaryoblastic leukaemia

分類されます．

🔴 治療

　AML は，寛解導入療法とそれに引き続く寛解後療法によって治療します．

　寛解導入療法はシタラビン持続点滴とダウノルビシンあるいはイダルビシンによって行われます．寛解導入療法によって完全寛解に到達した後に，若年成人にはシタラビン大量療法3コースあるいは，日本成人白血病研究グループ AML201 試験プロトコールの地固め療法4コースが行われます．

　急性前骨髄球性白血病では，トレチノイン（ATRA）にアントラサイクリン系化学療法剤±シタラビンによって90～95％で完全寛解が得られます．再発難治例では亜ヒ酸（ATO）が有効です．

　高齢者に対する治療法は確立されていませんが，代謝能および臓器障害を考慮して化学療法剤の減量を行います．

造血幹細胞移植は，再発例や，化学療法のみでは長期寛解が期待できない FLT3-ITD 変異など予後不良な因子をもつ症例で検討します．

II. 急性リンパ性白血病

● 概念

急性リンパ性白血病（ALL）はリンパ系に分化した芽球の腫瘍性増殖を示す疾患です．芽球の形質により B 細胞性と T 細胞性に分かれます．罹患率は年間 1～4.75 人/10 万人ですが，4 歳以下では年間 3～4 人/10 万人と成人よりも頻度が高いことが知られています．

● 臨床像

骨髄中で芽球が著明に増加するため骨髄不全が生じ，貧血，血小板減少，白血球の減少あるいは増加，または著明な増加を示します．また，リンパ節腫大，肝脾腫が高頻度に見られます．時に，関節痛や骨痛で発症する例もあります．皮膚，精巣，骨，中枢神経への浸潤例も少なくありません． p.254 写真 25

● 検査

ALL を疑った場合には，詳しい身体診察でリンパ節腫大，肝脾腫の有無を検査するとともに，末梢血血液像の観察と骨髄穿刺，生検を行います．

1）骨髄穿刺

骨髄像は AML と同様に Wright Giemsa 染色あるいは May-Giemsa 染色を行い，芽球比率，他の血球の形態について注意深く観察します．

AML とは異なり，ALL では明確な骨髄での芽球比率の基準はありません．しかし，一般には骨髄中の芽球比率 25％以上であれば ALL と診断でき，20％未満では ALL の診断を避けるべきとされています．

特殊染色：ALL の芽球は，MPO 染色の陽性率 3％未満です．

2）細胞表面抗原

フローサイトメトリーを用いた細胞表面抗原の解析は，B 細胞性 ALL では CD19，細胞質内 CD79a が陽性です．また CD10 や CD22，CD24，TdT，PAX5 も陽性であることが多いとされています．

表10-3 ALLのWHO分類(2022年改訂)

B細胞性リンパ芽球性白血病/リンパ腫
B-lymphoblastic leukaemia/lymphoma, NOS
B-lymphoblastic leukaemia/lymphoma with high hyperdiploidy
B-lymphoblastic leukaemia/lymphoma with hypodiploidy
B-lymphoblastic leukaemia/lymphoma with iAMP21
B-lymphoblastic leukaemia/lymphoma with *BCR::ABL1* fusion
B-lymphoblastic leukaemia/lymphoma with *BCR::ABL1*-like features
B-lymphoblastic leukaemia/lymphoma with *KMT2A* rearrangement
B-lymphoblastic leukaemia/lymphoma with *ETV6::RUNX1* fusion
B-lymphoblastic leukaemia/lymphoma with *ETV6::RUNX1*-like features
B-lymphoblastic leukaemia/lymphoma with *TCF3::PBX1* fusion
B-lymphoblastic leukaemia/lymphoma with *IGH::IL3* fusion
B-lymphoblastic leukaemia/lymphoma with *TCF3::HLF* fusion
B-lymphoblastic leukaemia/lymphoma with other defined genetic abnormalities

T細胞性リンパ芽球性白血病/リンパ腫
T-lymphoblastic leukaemia/lymphoma, NOS
Early T-precursor lymphoblastic leukaemia/lymphoma

　T細胞性ALLでは，通常TdT陽性，CD7と細胞質内CD3は高頻度に陽性です．CD4とCD8，CD10もしばしば陽性になります．

🔴 遺伝子検査

　染色体分析（G分染）および*BCR-ABL*融合遺伝子，*MLL*遺伝子再構成，*TEL-AML1*融合遺伝子，*IL3-IGH*融合遺伝子，*E2A-PBX1*融合遺伝子などの解析を行います．

🔴 診断と分類

　ALLにおいてもFAB分類とWHO分類によって病型の分類が行われます．しかし，FAB分類は予後との相関は明瞭でなく，臨床的な有用性は高くないと考えられています．
　本項では，WHO分類を示します（表10-3）[2]．

🔴 治療

　これまでにさまざまな治療プロトコールが開発されていますが，標準療法のコンセンサスは得られていません．

①寛解導入療法：ビンクリスチン，プレドニゾロン，アントラサイクリン系抗がん抗生剤が基本的な骨格で，これにシクロホスファミドおよびLアスパラギナーゼを加えることがあります．
②地固め療法：白血病細胞の薬剤耐性を考慮して寛解導入療法で使用されなかった薬剤を組み入れることが多く，また，大量メトトレキサート，大量シタラビンを用いることも少なくありません．
③維持療法：長期間の維持療法が予後を改善することが示されており，6メルカプトプリン，メトトレキサートの長期投与，ビンクリスチン＋プレドニゾロンの定期投与などが行われます．

フィラデルフィア染色体(Ph1，*BCR-ABL*)陽性 ALL では，イマチニブなどのチロシンキナーゼ阻害薬を寛解導入療法および地固め療法に組み入れることで，寛解率の向上が得られます．
④同種造血幹細胞移植：Ph1 陽性 ALL をはじめとする予後不良 ALL の第一寛解期および再発例では同種造血幹細胞移植を実施します．
⑤中枢神経再発予防：ALL，特に小児 ALL での中枢神経白血病合併率は高く，成人でも予防的な治療を行わないと高率に中枢神経再発が起こります．一般には放射線照射，メトトレキサートの髄注を行います．大量シタラビンあるいは大量メトトレキサートの併用も有効と考えられています．

● 予後

発症時の年齢が 30〜35 歳以上，診断時白血球数 3 万〜5 万/μL 以上，染色体異常 t(9；22)，t(4；11)は，予後不良因子として重要です．

文献
1) Swerdlow SH, Campo E, et al(eds)：WHO classification of tumors of haematopoietic and lymphoid tissues, 4th ed. International Agency for Research on Cancer, Lyon, 2008
2) Arber DA, Hasserjian R, et al：The 2016 revision to the World Health Organization classification of myeloid neoplasms and acute leukemia. Blood 127(20)：2391-2405, 2016 (PMID 27069254)

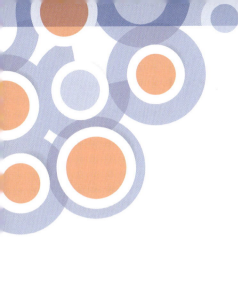
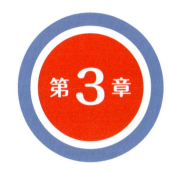

第3章

血小板系の異常

血小板は多くても少なくても気になります．
この章では，日常診療で遭遇する血小板減少の鑑別診断，血小板増加の鑑別診断を中心に，一緒に考えてみたいと思います．

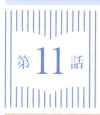

第11話 血小板が少ない！

　血小板減少は，どの医師も一度は頭を悩ませたことのある頻度の高い問題です．いろいろな原因が考えられますが，一体どこから手をつけたらよいのか迷ってしまう先生方も多いのではないでしょうか？　今回も症例を通して考えてみましょう．

 急に出血しやすくなった女性

- **患者**　65歳，女性．
- **現病歴**　生来健康．数週間前から歯磨きの際，うがいに血が混じることが多くなったような気がする．時々，手足に青あざができることがある．その他，特に自覚症状なし．
- **既往歴**　高血圧にてアムロジピン5 mgを内服中．その他，既往歴なし．
- **身体所見**　体温36.7℃，血圧135/80 mmHg，脈拍85/分，身長155 cm，体重58 kg．全身状態良好．口腔内点状出血1～2カ所．胸部所見なし，腹部所見なし．四肢：前腕，下腿に数カ所，貨幣大の紫斑を認める．
- **検査所見**　WBC 6,700/µL，RBC 460万/µL，Hb 11.8 g/dL，Ht 40.8％，MCV 88.6 fL，MCH 25.6 pg，MCHC 28.9 g/dL，PLT 2.3万/µL，RET 1.7％，RDW-SD 40 fL．
　PT 11.5秒，INR 0.97，APTT 25秒，フィブリノゲン 320.5 mg/dL，D-dimer 0.5．
　TP 6.9 g/dL，Alb 4.5 g/dL，T-Bil 0.8 mg/dL，D-Bil 0.6 mg/dL，AST 24 IU/L，ALT 18 IU/L，LDH 215 IU/L，ALP 145 IU/L，γ-GTP 19 IU/L．
　BUN 19.0 mg/dL，Cr 0.87 mg/dL，Na 138 mEq/L，K 4.2 mEq/L，Cl 102 mEq/L，血糖98 mg/dL，CRP 0.03 mg/dL．

⬇

　　　　PLT 2.3万/µLですが，他の血球WBC，RBCは正常値．

⬇

 本当に血小板が少ないのか実際に血液像をみて確かめてみましょう（図11-1）．自分の目で真実を見極める姿勢が大事です．

赤血球数が460万/μLですので，赤血球20〜30個に対し血小板が1個あれば血小板数は正常です．また，塗抹標本の引き終わりや辺縁部に血小板凝集がないか調べます．

この標本では，赤血球200〜300個に対し血小板1,2個しかなく，凝集塊も認めません．よって，本当に血小板が減少していることが確認できます．
また，赤血球の変形や破砕は認めず，きれいな形をしています．

↓

続いて，鑑別診断を想起します．血小板減少の原因は3つ．

> ①消費と破壊→DIC（播種性血管内凝固症候群），TTP（血栓性血小板減少性紫斑病），薬剤性，自己免疫疾患，ITP（特発性血小板減少性紫斑病）
> ②産生が少ない→MDS（骨髄異形成症候群），白血病，再生不良性貧血，薬剤性
> ③偽の血小板減少

この症例の場合には，血小板の産生不良や破壊亢進が疑われます．

↓

追加検査
HIV，HCV，H. pylori抗体あるいは便中抗原，尿素呼気テストをオーダーします．血小板関連IgGや抗血小板抗体については明確な推奨はできません．

↓

H. pylori抗体陽性，尿素呼気テスト陽性．
骨髄穿刺は必須ではありませんが，白血病，MDSとの鑑別のため施行（図11-2）．
骨髄像では，巨核球が増加しています．形態異常は明らかではありません．

↓

H. pylori除菌療法を施行．その後，血小板数は徐々に正常値へ回復．

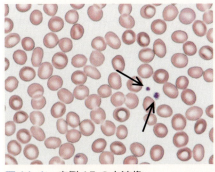

図11-1 症例15の血液像

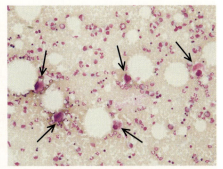

図11-2 症例15の骨髄像

診断 》》特発性血小板減少性紫斑病(ITP)

● 診断のポイント

　血小板のみ減少がみられ，他の血球に異常がなく，凝固検査も正常で，明らかな原因となりそうな基礎疾患や薬剤歴がない場合には，何らかの免疫学的機序による血小板減少を考えます．
　では，免疫学的機序による血小板減少の原因を考えてみましょう(表11-1)[1]．
　本症例では，H. pylori 感染が，血小板減少に関与していた可能性が高いようです．米国血液学会のガイドラインでは，小児の免疫学的血小板減少で H. pylori 感染をスクリーニングするように勧告していますが，日本と異なり H. pylori 罹患率が低いため，成人の場合にはルーチン検査に含めていません．ガイドラインを活用する際には，地域特性を考慮する必要があります．

● 治療のポイント

　H. pylori の除菌は50〜60%の奏効率です．一般に H. pylori 感染率の高い地域では除菌療法による血小板回復の奏効率が高いとされています[2]．
　出血傾向があり，明らかな原因がない場合や H. pylori 除菌療法不応例では，コルチコステロイドが適応になります．活動性の出血があり，血小板の増加を急ぐ場合にはγグロブリン大量療法を行います．コルチコステロイドはプレドニン® 1 mg/kg を21日間投与，その後，漸減が標準です．血小板輸血は基本的に行わない．
　コルチコステロイドによる治療に不応の場合には，脾摘あるいはトロンボポエ

表11-1　免疫学的機序による血小板減少
- ・抗リン脂質抗体症候群
- ・自己免疫性血小板減少症
- ・薬剤性血小板減少症，ワクチン接種後
- ・サイトメガロウイルス，H. pylori, HIV, 水痘・帯状疱疹ウイルス，HCV
- ・リンパ増殖性疾患
- ・骨髄移植後の慢性GVHD(移植片対宿主病)
- ・全身性エリテマトーデス

Neunert C, et al : The American Society of Hematology 2011 evidence-based practice guideline for immune thrombocytopenia. Blood 117(16) : 4190-4207, 2011(PMID 21325604)

チン受容体アゴニストの投与を行います．

症例⑮では，免疫学的機序による血小板減少の代表的な疾患である「特発性血小板減少性紫斑病」をとりあげました．では，次の症例を一緒に考えてみましょう．

症例⑯　血栓治療中に，また血栓が……

患者　75歳，男性．

主訴　1週間前から続く発熱と咳を訴えて救急外来を受診．胸部X線写真にて肺炎像を認め入院．
抗菌薬を開始し，翌日には解熱したが，入院3日目に左下腿の腫脹が出現．

入院3日目の検査所見　WBC 9,800/μL，Hb 14.5 g/dL，Ht 46.5%，PLT 15.6万/μL，D-dimer 15.0 μg/mL．
造影CTにて左大腿静脈に血栓を認めたため，安静臥床による深部静脈血栓症と診断した．

治療　ヘパリン1万単位の持続投与を開始した．その後，徐々に左足の腫脹は軽快しつつあった．

入院10日目の身体所見と検査所見　左足だけでなく，右足も腫脹と疼痛が出現．血管エコーを施行したところ，右大腿静脈，伏在静脈に血栓を認めた．
WBC 8,800/μL，Hb 13.5 g/dL，Ht 44.5%，<u>PLT 5.1万/μL</u>，PT 13.5秒，APTT 55.2秒，フィブリノゲン 220 mg/dL，ATⅢ 78%，D-dimer 25.5 μg/mL．

↓

> 血栓症に対して抗凝固療法を行っているのに血栓が悪化．血小板減少も出現．
> さて，何が起きたのでしょうか？

追加検査：HIT抗体（ELISA法）陽性
ヘパリン惹起性血小板凝集試験*陽性

＊ヘパリン惹起性血小板凝集試験：健康人の血小板濃厚血漿と患者血漿を等量混合し，ヘパリンを加えて血小板の凝集を測定する検査．凝集があればHIT抗体の存在を示唆する．特異度は高いが偽陰性に注意する．

診断 ヘパリン惹起性血小板減少症(HIT)

◆ HIT 診断のポイント

　HIT はヘパリン投与患者の 0.2〜5% に起きる副作用です．ヘパリンと血小板第 4 因子の複合体に対する抗体が出現することによる血小板の活性化と，凝集による血小板減少および血栓形成が特徴です．低分子ヘパリンよりも未分画ヘパリンで起きることが多いとされています[3,4]（表 11-2）．

　日常診療で多く用いているヘパリン生食ロックでも，ごく稀に HIT の発生が報告されています．

　診断は，臨床診断と HIT 抗体の存在証明（ELISA 法とヘパリン惹起性血小板凝集試験）によります．

◆ 治療

　ヘパリンの中止が原則です．血栓症の治療と予防に対してはアルガトロバン 0.7μg/kg/分の速度で投与を開始し，APTT を正常値の 1.5〜3.0 倍を目標に適宜調節します．

　次も，**破壊と消費**による血小板減少の一例です．

表 11-2　HIT を疑うポイント

ヘパリン開始後に血小板(PLT)が 50% 以上減少
ヘパリン開始後 5〜14 日で減少開始
100 日以内にヘパリン曝露歴がある場合で 48 時間後から PLT 減少
PLT ≧2万/μL（2万/μL 未満は DIC や血栓を考える）
静脈あるいは動脈血栓
ヘパリン皮下注で壊死をきたした
アナフィラキシー反応
ほかに PLT 減少の原因がない
点状出血や出血傾向はない

Cuker A, et al：How I treat heparin-induced thrombocytopenia. Blood 119：2209-2218, 2012（PMID 22246036）

焼肉からの血小板減少・溶血・腎不全

患者 17歳，女性．
主訴 昨夜から38℃台の発熱と下痢，嘔吐があり，今朝から便に血が混じるようになったと救急外来を受診．
身体所見 体温38.5℃，身長168 cm，体重45 kg．意識清明，血圧100/70 mmHg，脈拍110回/分，呼吸数25回/分．
頭頸部：口腔内点状出血あり．胸部所見なし，心臓所見なし．腹部：蠕動音亢進，下腹部中心に圧痛あり，反跳痛なし．皮膚：体幹，四肢に点状出血散在．

⬇

さらに問診を進めると，2日前に友人たちと焼肉を食べたとのこと．

検査所見 TP 6.8 g/dL, Alb 3.1 g/dL, T-Bil 2.5 mg/dL, D-Bil 0.2 mg/dL, AST 125 IU/L, ALT 34 IU/L, LDH 2,170 IU/L, ALP 156 IU/L, AMY 1,393 IU/L, BUN 36.7 mg/dL, Cr 2.94 mg/dL, UA 5.2 mg/dL, Na 132 mEq/L, Cl 99 mEq/L, K 4.4 mEq/L, 血糖 124 mg/dL, CRP 6.76 mg/dL, WBC 16,090/μL, RBC 453万/μL, Hb 12.8 g/dL, Ht 37.4%, MCV 82.6 fL, MCH 28.0 pg, MCHC 34.2 g/dL, PLT 2.4万/μL, PT 12.6秒, PT活性60.9%, PT-INR 1.24, APTT 25.5秒, フィブリノゲン369.1 mg/dL, ATⅢ 89.6%, FDP 40.2 μg/mL．
直接Coombs陰性，間接Coombs陰性．

⬇

血小板減少の鑑別のため，自分の目で血液像を観察します（図11-3）．
血小板は明らかに減少，多数の破砕赤血球と，また有核赤血球も認めます．
発熱，下血，著明な血小板減少や溶血所見と腎不全を総合して考えます．

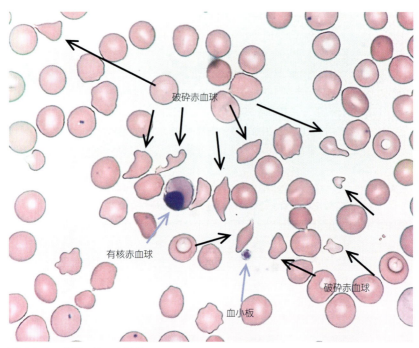

図11-3　症例17の血液像

診断 》》溶血性尿毒症症候群(HUS)

便の細菌検査からは，腸管出血性大腸菌O157：H7が検出されました．

🔴 診断のポイント

　腸管出血性大腸菌によるHUSの診断は，溶血，急性腎障害，血小板減少の3徴によります．発症メカニズムを図11-4に示します．

　本症例は志賀毒素(Vero toxin)により，惹起される微小血管障害が原因となったHUSです．ただし，成人HUSの原因としては，4％程度に過ぎません(表11-3)[5]．

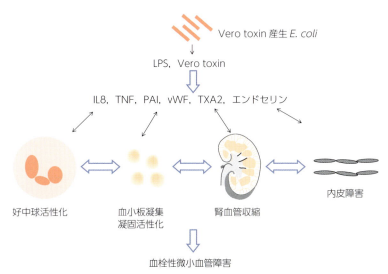

図 11-4　腸管出血性大腸菌による HUS のメカニズム

表 11-3　成人 TTP/HUS の原因

1. TTP（ADAMTS13 欠乏ないし抗 ADAMTS13 抗体による）：33%
2. 志賀毒素（Vero toxin）による HUS：4%
3. その他の非典型的 HUS：63%
 ・先天性（補体制御因子等の遺伝子異常）：不明
 ・特発性：12%
 ・薬剤：4%
　　抗血小板薬：チクロピジン，クロピドグレル
　　抗悪性腫瘍薬：マイトマイシン C，ゲムシタビン
　　カルシニューリン阻害薬：シクロスポリン，タクロリムス
　　キニーネ
 ・妊娠に伴うもの（HELLP 症候群，妊娠高血圧等）：2%
 ・感染（HIV，肺炎球菌，インフルエンザウイルス等）：1%
 ・造血幹細胞移植に伴うもの：6%
 ・自己免疫疾患（SLE，抗リン脂質抗体症候群，強皮症等）：26%
 ・悪性腫瘍（悪性リンパ腫，胃癌等）：7%
 ・その他：4%

溶血性尿毒症症候群の診断・治療ガイドライン作成班：溶血性尿毒症症候群の診断・治療ガイドライン．東京医学社，2014

治療

　HUSに対する治療は全身管理が中心であり，特異的な治療はありません．腸管出血性大腸菌感染に対しての抗菌薬投与は，HUS発症リスクを増加させるとの報告があり，わが国でのコンセンサスは得られていません．

　本症例では，血漿交換，血液透析などを繰り返し，ICUでの厳密な全身管理を行い軽快，血小板も徐々に回復しました．

コラム　非典型的HUSについて

　血栓性血管内皮障害(TMA)の代表的な疾患にはHUSと血栓性血小板減少性紫斑病(TTP)があります．典型的なHUSは志賀毒素によるものですが，一部のHUSでは下痢を伴わないこと，また，家族性のHUSも存在が知られていました．その後の研究により，非典型的HUS(aHUS)を呈する症例で，補体関連のさまざまな遺伝子異常が報告されるようになりました．

　日本腎臓学会，日本小児科学会などによる2015年の診療ガイド[5]では，TMAを①志賀毒素による典型的HUS，②ADAMTS13活性著減を伴うTTP，③先天性あるいは後天性の補体制御異常によるaHUS(補体関連aHUS)，④薬剤，感染，代謝，妊娠，移植などを原因とする二次性TMAの4つに分類しています．

　aHUSは，補体の第二経路の異常活性化により，補体成分のC3の分解から始まる補体活性化のカスケードが進み，膜侵襲複合体(MAC)が形成されることによって血管内皮の傷害，血小板の活性化が引き起こされて発症します．

　近年，C5に対するモノクローナル抗体(エクリズマブ)が開発され，aHUSに有効であることが示されています．エクリズマブはC5に結合してC5転換酵素によりC5がC5aとC5bに開裂することを阻害することにより，補体カスケードの進行を阻害します．

コラム　血栓性血小板減少性紫斑病（TTP）について

血栓性血小板減少性紫斑病（TTP）はADAMTS13活性の著明な低下により，von Willebrand因子（vW因子）の重合体が切断できなくなり，血管内で血栓が多発する疾患です（図11-5〜11-7）．原因は，ADAMTS13遺伝子異常による先天性活性欠損，およびADAMTS13に対する自己抗体などが知られています．

症状は，以下の5徴候が重要です．
1. 血小板減少
2. 溶血性貧血（血管内での血栓による破砕赤血球を伴う機械的溶血）
3. 腎機能障害
4. 発熱
5. 動揺性精神神経症状（症状に大きな幅があり，変動を伴うこともある）

診断は，臨床診断とADAMTS13活性の測定，抗ADAMTS13自己抗体の検出によります．

TTPではADAMTS13活性は10％未満に著減します．

治療は，新鮮凍結血漿の投与あるいは血漿交換，ステロイドの投与などが行われます．

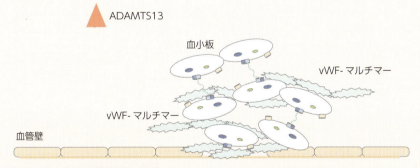

図11-5　血小板凝集塊の形成

vW因子は2〜80量体のマルチマーとして産生されます．vW因子は血管内皮が障害を受けてコラーゲンが露出したところに接着し，血小板と結合して血小板凝集塊を形成します．

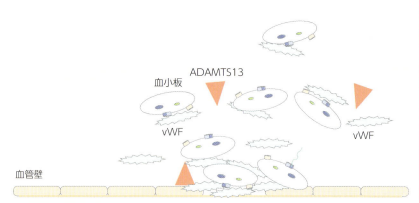

図 11-6　ADAMTS13 の働き
ADAMTS13 は vWF マルチマーを切断して，血栓生成を調節しています．

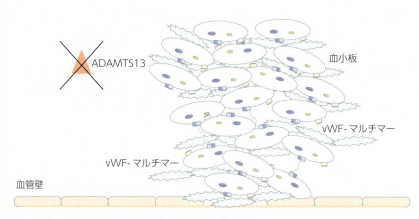

図 11-7　ADAMTS13 活性低下による血栓形成
TTP では，先天性あるいは後天性に（自己抗体の出現）ADAMTS13 の活性が著減するため，vWF マルチマーの切断ができず，血管内で血栓が多発します．赤血球は，内皮傷害と血栓で不整になった血管内を通過する際に破壊され，破砕赤血球になります．腎細血管も血栓により閉塞し，急性腎不全が進行します．

偶然，見つかった血小板減少

患者 43歳，男性．

主訴 倦怠感と微熱があり，当院内科外来を受診．身体所見上，特に異常を認めなかったが，血液検査を施行して次回の外来で結果を報告することにした．翌日，検査結果を見ると，血小板が減少していた．

血液検査 WBC 6,800/μL，RBC 480万/μL，Hb 14.5 g/dL，Ht 47%，PLT 7.5万/μL，PT 11.5秒，APTT 42.3秒，フィブリノゲン 420 mg/dL，D-dimer 0.2 μg/mL．

↓

白血球や赤血球，凝固に異常なく，血小板のみが減少しています．
○次に何をしますか？
○そうです．まずは，血液像を自分の目で見てみましょう！（図 11-8）

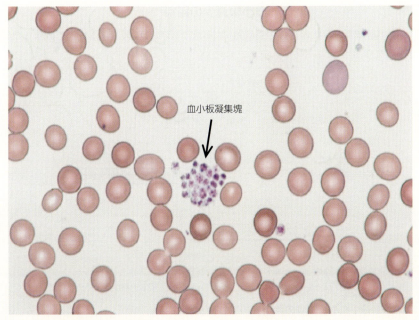

図 11-8 症例 18 の血液像

血小板が凝集している像がみられます．

↓

ヘパリン採血をして血算を再検したところ，PLT 15.8万/μL で正常値でした．

診断 》》EDTA 依存性血小板凝集による偽性血小板減少

診断のポイント

偽性血小板減少は EDTA 依存のものが多く，その頻度は 0.1%程度といわれています．EDTA 存在下で血小板表面の GPⅡb/Ⅲa に結合する"何らかの抗体"の存在が一因になっています．ヘパリンあるいはクエン酸採血で血算を再検することで診断可能です．また，多くは 37℃加温で凝集が抑制されるため，採血後，直ちに血球数を測定することで正常値に回復することがあります．

基礎疾患にがん，感染症，血液疾患などが隠れていることがあるため，注意深い診察が必要です．

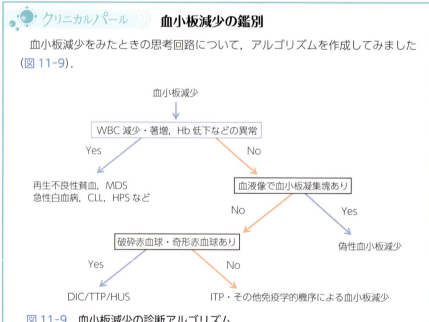

図 11-9　血小板減少の診断アルゴリズム
MDS：骨髄異形成症候群，CLL：慢性リンパ性白血病，HPS：血球貪食症候群，DIC：播種性血管内凝固症，TTP：血栓性血小板減少性紫斑病，HUS：溶血性尿毒症候群，ITP：特発性血小板減少性紫斑病

文献

1) Neunert C, et al : The American Society of Hematology 2011 evidence-based practice guideline for immune thrombocytopenia. Blood 117(16) : 4190-4207, 2011(PMID 21325604)
2) Stasi R, et al : Effects of eradication of *Helicobacter pylori* infection in patients with immune thrombocytopenic purpura : a systematic review. Blood 113(6) : 1231-1240, 2009 (PMID 18945961)
3) Linkins LA, et al : Treatment and prevention of heparin-induced thrombocytopenia : Antithrombotic Therapy and Prevention of Thrombosis, 9th ed : American College of Chest Physicians Evidence-Based Clinical Practice Guidelines. Chest 141(2 Suppl) : e495S-530S, 2012(PMID 22315270)
4) Cuker A, et al : How I treat heparin-induced thrombocytopenia. Blood 119(10) : 2209-2218, 2012(PMID 22246036)
5) 溶血性尿毒症症候群の診断・治療ガイドライン作成班:溶血性尿毒症症候群の診断・治療ガイドライン．東京医学社，2014

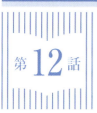

第12話 血小板が多い！

　第11話では血小板減少のお話をしました．本項では，逆に血小板の増加を考えてみます．

　血小板が多い患者も，普段の診療で見かけることがあると思います．血小板減少とは違って慌てる必要はないかもしれません．しかし，このまま外来で経過観察というのも心配です．そのような経験をされた先生方も少なくないのではないでしょうか？

　では症例を通して考えてみましょう．

 軽度の白血球増加を伴う血小板増加をきたした症例

- **患者** 51歳，男性．
- **現病歴** 生来健康．最近，手指や足先にピリピリする感覚がある．めまいや立ちくらみなどの症状はない．
- **既往歴** 高血圧にてアムロジピン5 mgを内服中．その他，特記事項なし．
- **身体所見** 体温36.7℃，血圧151/92 mmHg，脈拍85回/分，身長172 cm，体重68 kg．
  全身状態良好．眼瞼結膜および口腔内点状出血なし．胸部所見なし．腹部所見なし．四肢：異常なし．
- **検査所見** WBC 9,800/μL，RBC 525万/μL，Hb 15.2 g/dL，Ht 46.3％，MCV 88.2 fL，MCH 28.9 pg，MCHC 32.8 g/dL，PLT 112.5万/μL，RET 1.3％．
  TP 7.5 g/dL，Alb 4.5 g/dL，T-Bil 0.9 mg/dL，D-Bil 0.6 mg/dL，AST 20 IU/L，ALT 27 IU/L，LDH 254 IU/L，ALP 290 IU/L，γ-GTP 45 IU/L，BUN 15.4 mg/dL，Cr 0.65 mg/dL，Na 142 mEq/L，K 4.9 mEq/L，Cl 104 mEq/L，血糖97 mg/dL，CRP 0.00 mg/dL．

⬇

PLT 112.5万/μLで著増しています．他の血球WBC，RBCもやや増加しています．

⬇

○ では,本当に血小板が多いのでしょうか？ 実際に血液像をみてみましょう(図12-1).

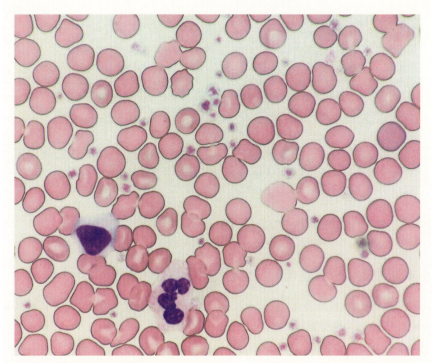

図12-1　症例19の血液像

　やや大小不同のある血小板が多数認められます.赤血球に対し5：1くらいの比率です.よって,赤血球数から推定される血小板数は100万/μL程度であることがわかります.
　続いて,鑑別診断を想起します.血小板増加の原因は大きく分けて5つあります[1](表12-1).
　病歴および臨床所見から,明らかな炎症や鉄欠乏性貧血,脾摘の既往,家族歴などはないため造血器腫瘍を疑います.

⬇

　鑑別を要する疾患では慢性骨髄性白血病(CML)が重要です.本態性血小板血症(ET)の診断では必須ではありませんが,骨髄線維症の有無や骨髄異形成を調べるため,骨髄穿刺および生検を行います.また *JAK2* 遺伝子変異, *BCR/ABL* 融合遺伝子の有無を検査します.

表 12-1 血小板増加の原因疾患

原因	疾患
脾機能低下	無脾症，脾摘後，アミロイドーシス，セリアックスプルー
反応性	急性感染症，慢性炎症，外傷，転移性腫瘍，鉄欠乏性貧血
先天性	家族性血小板血症(TPO，MPL などの遺伝子変異)
造血器腫瘍	慢性骨髄性白血病(CML)，本態性血小板血症(ET)，真性多血症(PV)，原発性骨髄線維症(PMF)，骨髄異形成/骨髄増殖性疾患(MDS/MPN)
偽性血小板増多	破砕赤血球，急性白血病での細胞断片，クリオグロブリン血症

骨髄穿刺では巨核球数の増加がみられるも，他の造血細胞に異常を認めませんでした．また，遺伝子解析の結果，*JAK2V617F* 変異が認められました．

診断 本態性血小板血症(ET)

● 本態性血小板血症(ET)：診断のポイント

ET は，造血幹細胞のクローナルな疾患で，他の骨髄増殖性疾患，特に真性多血症(PV)や原発性骨髄線維症(PMF)との類似が指摘されています．これらの疾患でよくみられる *JAK2V617F* の遺伝子変異は約 50% の ET 症例で認められます．その他の遺伝子異常として，トロンボポエチン(TPO)受容体遺伝子である *MPL* の変異が約 4% の ET 症例でみられます[1]．

ET は血液検査の際に偶然見つかることが多く，自覚症状も軽い頭痛，頭軽感，四肢末端の発赤や痛み(erythromelalgia)，脾腫(約 20%)[2]など，非重篤なものがほとんどです[1]．また，血小板機能の異常や後天性 von Willebrand 病(⇨ p.100 サイドメモ)を合併する場合があることが知られており，軽度の粘膜出血，歯肉出血など出血傾向を認めることがあります．

表 12-2 に，WHO の診断基準(2016)を示します[3]．

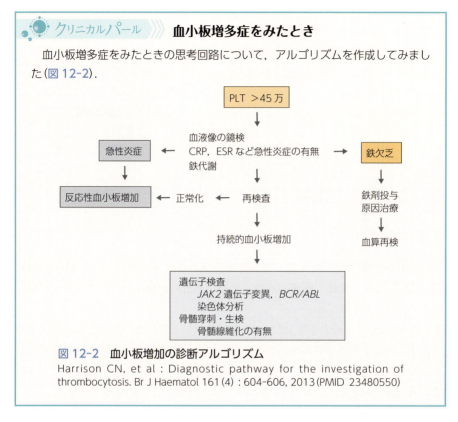

図 12-2　血小板増加の診断アルゴリズム
Harrison CN, et al：Diagnostic pathway for the investigation of thrombocytosis. Br J Haematol 161(4)：604-606, 2013(PMID 23480550)

表 12-2　WHO 本態性血小板血症診断基準（2016）

Major criteria
1. PLT ≧45 万 /μL
2. 骨髄生検で巨核球系細胞が増加しており，過分葉をもつ大きな成熟巨核球の増加を伴う．顆粒球系あるいは赤芽球系細胞の著明増加を伴わない．また稀に細網線維の軽度増加（Grade I）を伴う．
3. BCR/ABL1-CML，真性多血症，原発性骨髄線維症または他の骨髄性腫瘍などの診断基準には合致しない．
4. JAK2，CALR または MPL の遺伝子変異を認める．

Minor criteria
1. その他のクローナルマーカーの存在，あるいは反応性血小板増加ではないこと．

ET の診断には 4 つすべての Major criteria に合致するか，Major criteria 1〜3 と Minor criteria に合致すること．
Arben DA, et al：the 2016 revision to the World Health Organization classification of myeloid neoplasms and acute leukemia. Blood 127(20)：2391-2405, 2016(PMID 27069254)

> **サイドメモ**
>
> ### 後天性 von Willebrand 病
>
> 　後天的に von Willebrand 因子(vWF)が低下することにより出血傾向をきたす疾患である．自己免疫疾患，悪性腫瘍，リンパ増殖性疾患などを背景とした抗vWF 抗体の出現によるものと，vWF の分解亢進や腫瘍への吸着などによる非免疫学的機序による vWF 低下の2つがある．ET では，血小板の著明な増加に伴いADAMTS13 による高分子 vWF マルチマーの分解が亢進すると考えられている．この場合，アスピリンによる出血傾向が顕著になる恐れがあるため，あらかじめ vWF 活性を測定しておくとよい[5]．

● 治療のポイント

　血小板増多症では，血栓症のリスクが増大します．そのため，高血圧，糖尿病，脂質異常症，喫煙・肥満の有無，また，過去の血栓症の既往について慎重に評価することが重要です．

　治療の目標は「血栓の予防」です．アスピリンによる抗血小板療法と，ハイドロキシウレアによる血球抑制療法が用いられます．60 歳以上，血栓の既往歴を有する症例は，血栓症のハイリスクと考えられており，ハイドロキシウレアによる治療の適応になります．

> 処方例：バイアスピリン 100 mg を 1 日 1 回
> 　　　　ハイドロキシウレア 500 mg　1 回 1〜2 カプセルを 1 日 1〜2 回
> 処方例：アナグレリド 0.5 mg　1 日 2 回

● 予後について

　ET は予後良好な疾患ですが，血栓症のリスクが高く，2 年以内に血栓症の既往がある場合には，10 年間で約 40％に血栓症が発生したとの報告があります[3]．また，10 年で 1％未満の頻度で急性骨髄性白血病・骨髄線維症への進展がみられます．

文献

1) Beer PA, et al : How I treat essential thrombocythemia. Blood 117(5) : 1472-1482, 2011. (PMID 21106990)
2) Montanaro M, et al : Thrombosis and survival in essential thrombocythemia : a regional study of 1,144 patients. Am J Hematol 89(5) : 542-546, 2014(PMID 24481665)
3) Arben DA, et al : the 2016 revision to the World Health Organization classification of myeloid neoplasms and acute leukemia. Blood 127(20) : 2391-2405, 2016(PMID 27069254)
4) Harrison CN, et al : Diagnostic pathway for the investigation of thrombocytosis. Br J Haematol 161 : 604-606, 2013(PMID 23480550)
5) Tefferi A : Polycythemia vera and essential thrombocythemia : 2013 update on diagnosis, risk-stratification, and management. Am J Hematol 88(6) : 507-516, 2013(PMID 23695894)

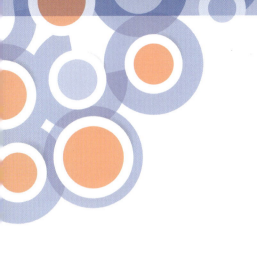
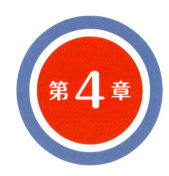

第4章

リンパ球系の異常

リンパ球は，細胞性免疫と液性免疫の主役を担う重要な血球です．また，リンパ球系の異常は様々な疾患を引き起こします．
この章では，リンパ球系の腫瘍性疾患を中心に，鑑別診断から治療までを考えていきたいと思います．

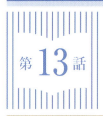

第13話 リンパ節腫脹

　これまで，血球の増減について学んできました．本項では，表在リンパ節の腫脹について，そのメカニズムと鑑別診断を考えたいと思います．
　リンパ節は，免疫をつかさどる重要な器官です．その腫脹は，感染症，腫瘍，その他炎症性疾患などさまざまな病気で起きるため，幅広い鑑別診断が必要であり，そのためには，詳細な病歴聴取と慎重な身体診察が重要です．
　では，症例を通して学んでいきましょう．

リンパ節腫脹

 微熱が持続する頸部の"しこり"と白血球減少

- **患者** 24歳，女性．会社員．
- **現病歴** 2週間くらい前に咽頭痛があり，風邪と思い市販の風邪薬を服用して1～2日で咽頭痛は軽快した．しかし，その後37～38℃くらいの微熱が続いている．また，10日前くらいから右前頸部に2 cmくらいの"しこり"があるのに気づいた．
- **既往歴** 生来健康，特記すべき既往歴なし．
- **身体所見** 体温37.5℃，血圧105/70 mmHg，脈拍87回/分，身長158 cm，体重52 kg．
　概観：緊急性はなさそうである．咽頭発赤±，軽度の扁桃腫大あり．頸部リンパ節：右胸鎖乳突筋後方の後頸部に2 cm大の軽度圧痛を伴うリンパ節を触知（図13-1）．可動性は良好，弾性硬．他の表在リンパ節は触知せず．肺野：肺雑音なし．胸部：心雑音なし：S1→S2．腹部：肝脾腫大なし．四肢：浮腫なし．

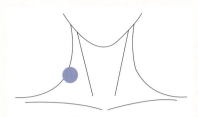

図 13-1　後頸部所見
軽度圧痛を伴う 2 cm 大のリンパ節を触知した．

検査所見　WBC 2,800/μL（Stab 10％，Seg 34％，Mono 2％，Lym 54％），RBC 480 万/μL，Hb 12.5 g/dL，Ht 42.8％，MCV 89.1 fL，MCH 26.0 pg，MCHC 29.2 g/dL，PLT 18.5万/μL，RET 1.2％．
TP 7.2 g/dL，Alb 4.1 g/dL，T-Bil 0.8 mg/dL，D-Bil 0.7 mg/dL，AST 18 IU/L，ALT 25 IU/L，LDH 170 IU/L，ALP 215 IU/L，γ-GTP 25 IU/L，BUN 19.5 mg/dL，Cr 0.8 mg/dL，UA 5.5 mg/dL，Na 142 mEq/L，K 4.3 mEq/L，Cl 101 mEq/L，血糖 98 mg/dL，CRP 0.8 mg/dL．

　血液検査では軽度の白血球減少を認めます．LDH の増加など，その他の異常はありません．

　ここまでで，鑑別診断のために症例の特徴を整理してみます．
①若い女性
②上気道症状が先行する微熱の持続と局所の有痛性リンパ節腫脹
③軽度の白血球減少

鑑別　年齢的に悪性腫瘍の可能性は高くないと思われますが，否定はできません．若い女性で炎症を疑わせる症状があることから，SLE などの自己免疫疾患は除外すべき疾患と考えます．
　上気道症状から始まっていることから EB ウイルス（EBV）やサイトメガロウイルス（CMV）などの感染症は考えておく必要があります．もちろん結核は常に除外すべき疾患です！

念のため，追加検査をしました．

EBウイルス：EB-early antigen 陰性，EBNA 陽性，EB-VCA-IgG 陽性，IgM 陰性．
CMV：IgG 陽性，IgM 陰性．
抗核抗体：陰性．
ツベルクリン反応陰性．

↓

　CTで，頸部以外のリンパ節腫脹を認めず，最後にリンパ節生検を施行したところ，病理標本にて壊死を伴うリンパ球と組織球の増殖がみられました．明らかな悪性所見はみられませんでした．

診断 菊池病（組織球性壊死性リンパ節炎）

🔥 診断と治療のポイント：菊池病

　菊池病（組織球性壊死性リンパ節炎）は，1972年に福岡大学の菊池昌弘教授らによって提唱されたリンパ節の腫脹を主症状とする疾患です．何らかの感染が契機となり発症すると考えられていますが，原因は不明です．20代の若い女性に多いといわれていますが，実際には50代の症例があり，男女比もほぼ1：1であるとの報告があります[3]．

　有痛性の頸部リンパ節腫脹が特徴的であり，時にSLEなど自己免疫疾患の合併があることが知られています．鑑別診断としては悪性リンパ腫が重要であり，除外のためにはリンパ節生検を躊躇するべきではありません．

　特別な治療を必要とせず自然軽快することも多いのですが，疼痛や微熱が長く続く場合には，非ステロイド系消炎鎮痛薬やプレドニゾロンによる治療を行うこともあります．

　リンパ節腫脹の原因は，①Malignancy（腫瘍性），②Infection（感染性），③Autoimmune（自己免疫性），④Miscellaneous（その他），⑤Iatrogenic（医原性）の5つに分けられます（表13-1）．頭文字を取って"MIAMI（マイアミ）"と覚えます．

　それでは，続いての症例です．

表 13-1 リンパ節腫脹の原因

原因	疾患
Malignancy（腫瘍性）	悪性リンパ腫，急性白血病，転移性癌，カポジ肉腫，皮膚癌
Infection（感染性）	CMV，EBV，HIV，野兎病，ブルセラ症，風疹，猫ひっかき病，結核，梅毒，腸チフス，ウイルス性肝炎，咽頭炎，化膿性リンパ節炎
Autoimmune（自己免疫性）	SLE，関節リウマチ，成人 Still 病，Sjögren 症候群，皮膚筋炎
Miscellaneous（その他）	サルコイドーシス，亜急性甲状腺炎，Castleman 病，川崎病，菊池病，木村氏病
Iatrogenic（医原性）	メトトレキサート，金製剤，フェニトイン，カルバマゼピン，タクロリムス，アロプリノール，ペニシリンなど

MIAMI（マイアミ）と覚えよう．

発熱，体重減少，リンパ節腫脹

- **患者** 32歳，男性．飲食店勤務．
- **現病歴** 3週間前から37〜38℃台の発熱がある．食欲はあるが，体重は半年で2kg減少．喀痰，咳嗽，咽頭痛はなし．近医を受診して抗菌薬を処方されるも効果なく，当院の内科外来を受診した．
- **既往歴** 特記なし．タバコ20本/日×15年，ウイスキーボトル1/3 ほぼ毎日飲酒．ペット飼育歴なし．海外渡航歴なし．
- **身体所見** 身長174 cm，体重58 kg．体温37.0℃，血圧130/75 mmHg，脈拍98回/分・整，呼吸数18回/分．
咽頭発赤なし．1〜2 cm大の右頸部リンパ節を数個触知，癒合あり，弾性硬，周囲の発赤なし，軽度圧痛あり．聴打診で肺野異常なし．心雑音なし．腹部異常なし．
- **検査所見** WBC 8,600/μL，RBC 480万/μL，Hb 13.5 g/dL，Ht 45％，PLT 22万/μL．TP 6.5 g/dL，Alb 3.2 g/dL，T-Bil 1.0 mg/dL，D-Bil 0.8 mg/dL，AST 35 IU/L，ALT 40 IU/L，ALP 180 IU/L，γ-GTP 50 IU/L，LDH 180 IU/L．BUN 20 mg/dL，Cr 1.1 mg/dL，Na 142 mEq/L，K 4.5 mEq/L，Cl 101 mEq/L，血糖 88 mg/dL，CRP 1.8 mg/dL，ESR 35 mm/1時間．

⬇

やせ気味の男性で，微熱と癒合傾向のあるリンパ節腫脹が続いています．生活は不規則で喫煙・飲酒も多いようです．"MIAMI"に沿って鑑別すべき重要な疾患を挙げてみます．

↓

　悪性リンパ腫，固形癌のリンパ節転移，HIV，結核などが頻度も高く重要です．ここで，追加検査としてTスポット®TBと胸部X線写真を施行しました．Tスポット陽性．胸部X線検査：明らかな陰影なし，胸膜肥厚なし．

↓

　CTでは，不均一に造影されるリンパ節が数珠状に連なっていました．悪性腫瘍あるいは炎症反応性，感染症との鑑別のためにリンパ節生検を施行しました．

病理所見　リンパ節内部はチーズ様の膿がみられ，組織には乾酪壊死を伴う類上皮肉芽腫を認めます．オーラミン染色により抗酸菌がみられます．結核菌群PCR陽性，4週培養で陽性所見でした．

診断　リンパ節結核

● リンパ節結核：診断のポイント

　リンパ節結核は，初期の無痛性リンパ節腫脹から周囲への炎症波及，潰瘍瘻孔形成，線維化が進み，石灰化までの各段階があります．診断は，まず疑うことから始まります．若年者を含む全年齢で結核は起こりうることを忘れないことが大切です．

　本例ではツ反を行いましたが，クォンティフェロン®も有用です．確定診断には，生検が必要ですが，その際には周囲への汚染に対する十分な対策を講じてください．特に，結核が疑われるリンパ節検体に割を入れる作業は，ドラフトチャンバーの中で行うべきです．

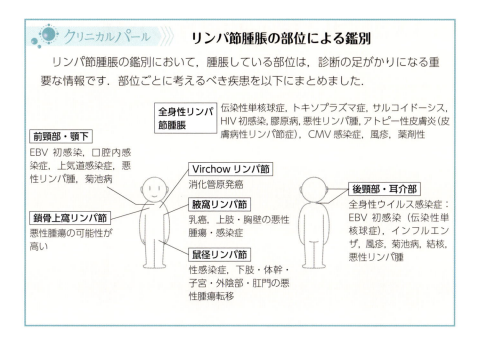

文献

1) Bazemore AW, et al：Lymphadenopathy and malignancy. Am Fam Physician 66(11)：2103-2110, 2002（PMID 12484692）
2) 名取一彦，他：リンパ節腫脹．JIM 24(7)：579-582, 2014
3) 中村造，他：菊池病 69 例の臨床的検討．感染症学会誌 83(4)：363-368, 2009
4) Rosenwald A, et al：The use of molecular profiling to predict survival after chemotherapy for diffuse large B cell lymphoma. N Engl J Med 346(25)：1937-1947, 2002（PMID 12075054）

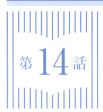

非 Hodgkin リンパ腫

 体重減少と高 LDH 血症，リンパ節腫脹を伴う高尿酸血症

患者 62歳，男性．会社役員．

現病歴 先月から体がだるい．発熱はないが，食欲もなく体重が減ってきたようだ．最近，腋の下が腫れていることに気づいた．もともと体重は 60 kg くらいであった．

既往歴 2年前から2型糖尿病にて食事療法中．服薬なし．

身体所見 身長 170 cm，体重 57 kg．体温 36.8℃，血圧 140/82 mmHg，脈拍 96 回/分・整，呼吸数 20 回/分．
両側に 2〜3 cm 大の頸部リンパ節を数個触知，弾性硬，圧痛なし．右腋窩に 4 cm 大の腫瘤を触知，弾性硬，軽度圧痛あり．聴打診で肺野異常なし，心雑音なし．腹部：肝腫大なし，脾を季肋下 2 cm で触知．

検査所見 WBC 9,600/μL，RBC 520万/μL，Hb 14.5 g/dL，Ht 46%，PLT 25万/μL．TP 6.5 g/dL，Alb 4.2 g/dL，T-Bil 0.8 mg/dL，D-Bil 0.6 mg/dL，AST 24 IU/L，ALT 30 IU/L，ALP 220 IU/L，γ-GTP 42 IU/L，<u>LDH 780 IU/L</u>．BUN 25 mg/dL，Cr 0.9 mg/dL，<u>UA 8.5 mg/dL</u>，Na 138 mEq/L，K 4.0 mEq/L，Cl 102 mEq/L，血糖 101 mg/dL，CRP 3.8 mg/dL．

⬇

　腋窩に比較的大きなリンパ節を触知，頸部にも触知し，脾臓もやや大きいようです．
　3 kg の体重減少を認め，いわゆる B 症状を疑います．血液検査では，LDH の高値と高尿酸血症を認めます．

⬇

　以上から，悪性リンパ腫，固形癌の転移などが鑑別に挙がります．
　病変の分布を精査するために CT，可能であれば PET-CT を行うとともに，リンパ節生検にて病理診断を行います．

⬇

　リンパ節の組織は，比較的大型の細胞がびまん性に増殖し，リンパ濾胞の構造は消滅していました．免疫染色では，大型細胞は CD10 陰性，CD20 陽性，bcl2 陽性，bcl6 陽性，MUM1 陰性，分裂増殖の程度を示す MIB-1 index は約 90％でした．

　以上から，非 Hodgkin リンパ腫，Germinal Center B 細胞タイプの Diffuse Large B Cell Lymphoma（⇨ p.114 サイドメモ）であることが示唆されました．

診断 びまん性大細胞型Ｂ細胞性リンパ腫（Diffuse Large B Cell Lymphoma）

　病期診断のために両側腸骨の骨髄生検を行った後に，リツキシマブ併用 CHOP 療法を開始しました．

● 診断のポイント

　悪性リンパ腫は，低悪性度から高悪性度までさまざまな組織型があります．本例のように乳酸脱水素酵素（LDH），尿酸（UA）が高値の場合には中等度以上の悪性度の高いものが多く，リンパ節生検による診断は可及的速やかに行い，可能なかぎり早期に治療を開始する必要があります．病歴では，体重減少，食欲，発熱の有無など B 症状に関する問診を忘れずに行います．全身の表在リンパ節，脾腫の有無，および口蓋扁桃，舌扁桃など，いわゆる Waldeyer 輪の観察まで，系統的な身体診察を行います．高悪性度の Burkitt lymphoma などでは，中枢神経浸潤も少なくありません．

　神経所見も見落としてはいけません．肺や乳房，消化管など固形癌の転移によるリンパ節腫脹の鑑別も大切です．

　悪性リンパ腫は，リンパ腫細胞の分化の段階により，さまざまな組織型に分類されます．図 14-1 にリンパ濾胞構造に対応する代表的なリンパ腫組織型を示します．

● 悪性リンパ腫病期分類と予後因子

1. Ann Arbor 分類 Lugano 改訂[3]（表 14-1）

　悪性リンパ腫の病期分類では長い間 Ann Arbor 分類が用いられてきました

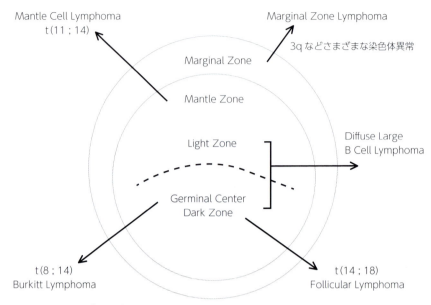

図 14-1　リンパ腫発生と組織型

が，2014年に発表された新しい病期分類(Lugano 病期分類)では，治療方針決定のための病期として限局期と進行期の2つに分類し，従来の Ann Arbor 分類で用いられてきたB症状の有無による A，B 表記は Hodgkin リンパ腫を除いて必要ないとしています．

2．IPI

Aggressive 非 Hodgkin リンパ腫の予後分類は，International Prognostic Index (IPI)を用います．60歳以下の比較的若年者については，Age-adjusted　IPI が用いられます[4] (表 14-2)．

表14-1　Ann Arbor 分類 Lugano 改訂（2014）

病期	浸潤部位	節外病変
限局期		
I	1つのリンパ節領域あるいはリンパ装置	節性病変のない1つの節外病変
II	横隔膜を境に同側での2つ以上のリンパ領域の浸潤	I, II期の節性病変に限局したリンパ節に連続した節外病変
II bulky	II＋bulky 病変	
進行期		
III	横隔膜の両側のリンパ節病変，横隔膜上のリンパ節病変＋脾病変	
IV	連続性のない節外病変	

Bulky 病変については，組織型，予後因子の数などによって限局期とするか進行期とするかを検討する．
Cheson BD, et al：Recommendations for initial evaluation, staging, and response assessment of Hodgkin and non-Hodgkin lymphoma：the Lugano classification. J Clin Oncol 32(27)：3059-3068, 2014 (PMID 25113753)

表14-2　国際予後分類

① International Prognostic Index (IPI)	
予後因子：すべての患者	
年齢　＞60歳 LDH　＞正常値 PS　2～4 病期　III, IV 節外病変　＞1	
予後分類	スコア
低リスク (Low)	0, 1
低中間リスク (Low intermediate)	2
高中間リスク (High intermediate)	3
高リスク (High)	4, 5
② Age-adjusted International Prognostic Index	
予後因子：年齢≦60歳	
病期　III, IV LDH　＞正常値 PS　2～4	
予後分類	スコア
低リスク (Low)	0
低中間リスク (Low intermediate)	1
高中間リスク (High intermediate)	2
高リスク (High)	3

Shipp MA：Prognostic factors in anggressive non-Hodgkin's lymphoma：whohas "high-risk" disease?. Blood 83(5)：1165-1173, 1994 (PMID 8118021)

> サイドメモ
ABC/GCB

　DLBCLはリンパ腫細胞の起源によってGerminal Center B cell(GCB)タイプとGerminal center以降のActivated B cell(ABC)タイプがあります．ABCタイプはGCBタイプよりも予後が不良であることが知られています．WHO分類の2016年版ではDLBCLをこれら2つに分けることを提唱しています．この分類を行うためには遺伝子発現プロファイル解析(GEP)が必要なのですが，実臨床で全例にGEPを実施することは現実的ではありません．そこで，一般的には，組織の免疫染色で分類する方法(Hansアルゴリズム，図14-2)が用いられています．この方法では，CD10, Bcl6, MUM1/IRF4抗体による染色のパターンによってGCBタイプとnon GCB/ABCタイプに分類することができます．ただし，GEPと必ずしも一致するとは限らないため，今後の改良が必要かもしれません．

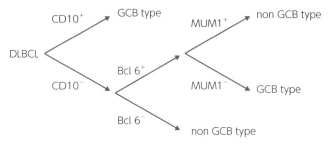

図14-2　Hansアルゴリズム
GEPを用いずに比較的簡便にDLCBLをGCBタイプとABC/non-GCBタイプに分類することができます．

> コラム
化学療法の基礎

　新薬の開発ラッシュにより，がん治療の主役は，化学療法から分子標的薬に取って代わりつつありますが，依然として化学療法は，がん治療の骨格の一部を担っています．

　化学療法の歴史は，第二次世界大戦まで遡ります．毒ガス兵器であるマスタードガスをもとに開発されたのが，アルキル化剤のプロトタイプであるナイトロジェンマスタードです．

　さらに，これをもとにシクロホスファミドが開発され，現在でもさまざまな癌

種の治療に用いられています．

その後，放線菌などから見出されたドキソルビシン，ダウノルビシン，マイトマイシンC，ブレオマイシンなど抗がん抗生物質が開発されました．これらはDNAの架橋形成，活性酸素産生，DNAポリメラーゼおよびDNAトポイソメラーゼⅡ阻害などの機序により抗がん作用を示します．主に細胞周期のS期〜G2期に高い効果を表します．

ビンカローズ（日々草）は古くから民間伝承薬として知られていましたが，根や葉に含まれる植物アルカロイドが，抗がん作用をもつことが判明し，作られたのがビンクリスチンです．ビンクリスチンは，細胞の有糸分裂の際に，チューブリンに結合して重合を阻害することで，「糸」であるマイクロチュブリルの生成を止める働きがあります．

このように，化学療法剤は，それぞれ特徴的な作用機序をもち，細胞周期においても作用時期が異なります．

簡単にまとめると下記の通りです（図14-3）．
1）細胞周期依存性薬剤
　・細胞周期特異的
　　　S期特異的：シタラビン，メトトレキサート，6MP，アントラサイクリン系
　　　G2期：VP16，アントラサイクリン系，ブレオマイシン，カンプトテシン
　　　M期：ビンクリスチン
　・細胞周期非特異的：シクロホスファミド，ブスルファン，メルファラン
2）細胞周期非依存性薬剤
　・コルチコステロイド

腫瘍細胞は一定頻度で，薬剤耐性が出現すると考えられています．大腸菌の薬剤耐性株の出現頻度から，腫瘍細胞の薬剤耐性出現頻度を10^{-6}程度とした「Goldie-Coldman理論」は薬剤耐性を克服するため複数の薬剤を組み合わせて投与する多剤併用療法の基礎になっています．

たとえば，悪性リンパ腫で広く用いられるCHOP療法ですが，薬剤ごとに担当する細胞周期が異なっており，しかも毒性が重なっていません．シクロホスファミドは細胞周期に依存しますが，周期は選びません．ドキソルビシンはS期とG2期に入っている細胞を，ビンクリスチンはM期の細胞を傷害します．プレドニゾロンは細胞周期に依存せずリンパ腫細胞をアポトーシスへ誘導します．

このように，多剤併用療法では，異なる作用機序の薬剤で，できるだけ毒性が重ならないように組み合わせを工夫することが基本になっています．

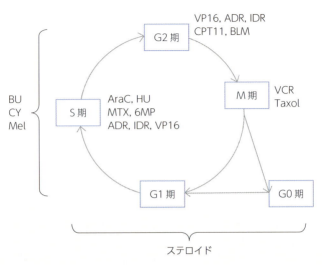

図 14-3　細胞周期
Bu：busulfan，CY：cyclophosphamide，Mel：Melphalan，AraC：cytarabine，Hu：hydroxycarbamide，MTX：methotrexate；6MP：6mercaptopurine，ADR：doxorubicin，IDR：idarubicin，VP16：etoposide，CPT11：irinotecan，BLM：bleomycin，VCR：vincristine，Taxol：Paclitaxel

文献

1) Hans CP, et al：Confirmation of the molecular classification of diffuse large B-cell lymphoma by immunohistochemistry using a tissue microarray. Blood 103(1)：275-282, 2004(PMID 14504078)
2) Swerdlow SH, et al：The 2016 revision of the World Health Organization classification of lymphoid neoplasms. Blood 127(20)：2375-2390, 2016(PMID 26980727)
3) Cheson BD, et al：Recommendations for initial evaluation, staging, and response assessment of Hodgkin and non-Hodgkin lymphoma：the Lugano classification. J Clin Oncol 32(27)：3059-3068, 2014.(PMID 25113753)
4) Shipp MA：Prognostic factors in aggressive non-Hodgkin's lymphoma：who has "high-risk" disease?. Blood 83(5)：1165-1173, 1994(PMID 8118021)

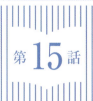

第15話 Hodgkin リンパ腫

 発熱を繰り返した縦隔陰影

| 患者 | 21歳，男性　学生．
| 主訴 | 発熱，体重減少．
| 現病歴 | 1カ月前から熱っぽい感じがあったが，1〜2日で軽快し，また，1〜2週間すると体がだるくなり熱を測ると38℃台になる症状が続いている．体重は以前に比べて6 kgくらい減少している．
| 既往歴 | タバコ 10本/日×1年間，アルコールは機会飲酒．
| 身体所見 | 体温 36.2℃，血圧 110/68 mmHg，脈拍 92回/分，呼吸数 20/分，身長 175 cm，体重 58 kg．
| 全身状態 | 良好．
| | 咽頭発赤なし，肺野：清，心臓：心雑音なし，Ⅰ→Ⅱ，Ⅲ(−)，Ⅳ(−)．
| | 腹部：腸音正常，肝脾腫なし．
| | リンパ節：頸部に1〜2 cm大のリンパ節腫大数個あり，腋窩(−)，鼠径(−)．
| 検査所見 | WBC 13,700/μL(Stab 20％，Seg 52％，Eosin 6％，Mono 2％，Ly 20％)，RBC 520万/μL，Hb 15.2 g/dL，Ht 44.0％，MCV 84.6 fL，MCH 29.2 pg，MCHC 34.5 g/dL，PLT 38.5万/μL，RET 1.2％．
| | TP 6.5 g/dL，Alb 4.0 g/dL，T-Bil 0.6 mg/dL，D-Bil 0.4 mg/dL，AST 15 IU/L，ALT 22 IU/L，LDH 548 IU/L，ALP 340 IU/L，γ-GTP 45 IU/L．
| | BUN 12.0 mg/dL，Cr 0.6 mg/dL，UA 7.2 mg/dL，Na 139 mEq/L，K 4.2 mEq/L，Cl 104 mEq/L，Ca 7.8 mg/dL，P 3.1 mg/dL，血糖 99 mg/dL，CRP 11.2 mg/dL，血沈 99 mm/1hr．

○さて，何が考えられますか？

↓

○発熱，体重減少，頸部リンパ節腫大があることから，"MIAMI"で鑑別診断を挙げ

てみましょう．
1. ウイルス感染症，結核
2. 悪性リンパ腫，転移性腫瘍
3. 自己免疫疾患
4. 薬剤性
5. その他

↓

追加検査
胸部 X 線，CT
頸部リンパ節生検

検査結果
胸部 X 線にて右第 1～2 弓にかけて突出する約 10 cm 大の縦隔腫瘤を認める．

診断 リンパ節生検の病理診断：Hodgkin lymphoma, Nodular sclerosis（結節硬化型）

🔴 診断のポイント

　Hodgkin リンパ腫は，Hodgkin/Reed-Sternberg 細胞と呼ばれるリンパ系腫瘍細胞とその周りの細胞からなるリンパ腫です．日本人のリンパ腫の約 10% を占め，20 代と 50～60 代の 2 つにピークがあります．

　症状は無症状であることが多く，本症例のような典型的な周期的発熱(Pel-Ebstein 熱)は実はあまり多くありません．しかし発熱，盗汗，体重減少などいわゆる B 症状は～40% の患者にみられます．検査データでは，白血球増加，好酸球増加，LDH 上昇，CRP 上昇などを認めることがあります．血沈は病勢と関連があり予後因子の 1 つでもあります．

　リンパ節病変は頸部リンパ節腫大が最も多く約 75% でみられます．また，約 60% に縦隔病変が合併します．

　診断は，病理組織診断に基づきます．

Hodgkin リンパ腫は，大別して

1) Nodular lymphocyte-predominant Hodgkin lymphoma：NLPHD（結節リンパ球優位型 Hodgkin リンパ腫）と
2) classical Hodgkin lymphoma

の2つに分けられます．

Classical Hodgkin lymphoma はさらに，

1) Nodular sclerosis classical Hodgkin lymphoma：NS（結節硬化型）
2) Lymphocyte rich classical Hodgkin lymphoma：LR（リンパ球豊富型）
3) Mixed cellularity classical Hodgkin lymphoma：MC（混合細胞型）
4) Lymphocyte depleted classical Hodgkin lymphoma：LD（リンパ球減少型）

の4つに細分されます．

病期の診断は，Ann Arbor 分類 Lugano 改訂に従います（第14話 p.113 表14-1 参照）．念のため従来の Ann Arbor 分類も併記します（表15-1）．

🔥 治療のポイント

治療は病期や予後因子の有無（10 cm を超える巨大腫瘍，血沈 ≧ 50, B症状）などによって異なります．

病期Ⅰ，Ⅱの限局期で予後不良因子がない場合には，標準的な ABVD 療法2～4コース＋放射線療法が推奨されます．進行期（病期Ⅲ～Ⅳ）や巨大腫瘍など予後不良因子を伴う症例では，ABVD 6 コース±放射線療法あるいは Stanford V ±放射線療法などが用いられます．

表15-1　Ann Arbor 分類 Cotswold 改訂

病期	定義
Ⅰ	1つのリンパ節領域あるいはリンパ装置の浸潤
Ⅱ	横隔膜を境に同側での2つ以上のリンパ領域の浸潤
Ⅲ	横隔膜を挟んで両側のリンパ節領域あるいはリンパ装置の浸潤
Ⅳ	リンパ節外への浸潤

E：1か所のリンパ節外病変，あるいは節性病変に連続した節外病変
X：10 cm 以上の Bulky mass
A：B症状がない場合
B：B症状（6カ月間で ＞10％の体重減少，原因不明の持続あるいは間欠的な発熱，夜間の大量発汗）がある場合

Olweny CL：Cotswold modification of the Ann Arbor staging system for Hodgkins's diseases. J Clin Oncol 8(9)：1598, 1990（PMID 2264856）

難治，再発例では造血幹細胞移植を検討します．また，近年，CD30 陽性の Hodgkin リンパ腫および未分化大細胞リンパ腫に対して抗 CD30 抗体に抗腫瘍薬を結合させたブレンツキシマブベドチンが使用されるようになり，再発難治 Hodgkin リンパ腫に対して高い奏効率が報告されています．

文献

1) Swerdlow SH, et al : The 2016 revision of the World Health Organization classification of lymphoid neoplasms. Blood 127(20) : 2375-2390, 2016(PMID 26980727)
2) 造血器腫瘍診療ガイドライン作成委員会：日本血液学会　造血器腫瘍診療ガイドライン 2013 年版，2013. http://www.jshem.or.jp/gui-hemali/table.html
3) Swerdlow SH, et al(eds) : WHO classification of tumors of haematopoietic and lymphoid tissues, 4th ed. International Agency for Research on Cancer, Lyon, 2008
4) NCCN Clinical Practice Guidelines in Oncology, Hodgkin Lymphoma, Version 3, 2016. https://www.nccn.org
5) Olweny CL : Cotswold modification of the Ann Arbor staging system for Hodgkin's diseases. J Clin Oncol 8(9) : 1598, 1990(PMID 2264856)

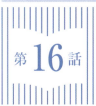

第16話 成人T細胞性白血病/リンパ腫

 意識障害を呈した高齢女性

- **患者** 76歳，女性．
- **主訴** 歩行困難，意識混濁．
- **現病歴** 3週間前から体がだるいと訴え，数日前に近医を受診．37℃台の微熱もあったため点滴を打ってもらい自宅で様子をみていた．昨日から，ふらふらして歩行困難．何となくボーッとした感じになってきたため，家族に伴われ当院を受診した．
- **既往歴** 特になし，タバコ（−），アルコールは焼酎水割り1杯を週2，3日．
- **身体所見** 体温38.3℃，血圧98/66 mmHg，脈拍92回/分，呼吸数22/分，身長155 cm，体重42 kg．
- **全身状態** 不良．
- **意識状態** JCS I-1，咽頭発赤なし，肺野：清，心臓：心雑音なし，I→II，III（−），IV（−）．
- **腹部** 腸音正常，肝腫大季肋下2 cm，脾臓2 cm 触知する．
- **リンパ節** 頸部，腋窩，鼠径部に1〜2 cm大のリンパ節を数個触知する．
- **検査所見** WBC 28,300/μL（Stab 8%，Seg 9%，Eosin 1% Mono 2%，Aty-Lym 80%），RBC 350万/μL，Hb 10.2 g/dL，Ht 32.0%，MCV 91.4 fL，MCH 29.1 pg，MCHC 31.9 g/dL，PLT 20.4万/μL，RET 0.8%．
TP 6.5 g/dL，Alb 3.2 g/dL，T-Bil 0.8 mg/dL，D-Bil 0.5 mg/dL，AST 98 IU/L，ALT 138 IU/L，LDH 1,080 IU/L，ALP 722 IU/L，γ-GTP 60 IU/L，BUN 22.0 mg/dL，Cr 0.8 mg/dL，UA 9.2 mg/dL，Na 138 mEq/L，K 4.9 mEq/L，Cl 99 mEq/L，Ca 13.8 mg/dL，P 5.1 mg/dL，血糖102 mg/dL，CRP 0.6 mg/dL．

- さて，何が起きたのでしょうか？
- まず，意識混濁の原因を考えましょう．血清カルシウム値はアルブミン補正値で14.6 mg/dLでかなりの高値を示しています．おそらく高カルシウム血症が意識混

濁の原因と思われます．
○ また，末梢血ではWBCが異常高値であり，異型リンパ球が80％を占めています．早速，血液検査室へ行って，検査技師さんと一緒に検鏡をしてみましょう（図16-1）．

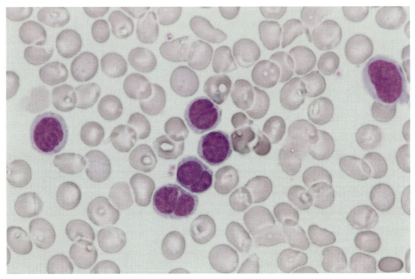

図 16-1　症例 24 の異型リンパ球
核にくびれをもつ異型な小型～中型のリンパ球を多数認めます．

⬇

　どうやら，白血病やリンパ腫など，リンパ球性の腫瘍が疑わしいですが，念のためサイトメガロウイルスやEBウイルスなどのウイルス感染症の除外も必要です．
　追加の情報が必要です．

追加検査
細胞表面マーカー解析
ウイルス学的検査：HIV，HTLV-1，EBウイルス，サイトメガロウイルス，HBV，HCV
CT，PETなどの画像検査

⬇

　HTLV-1陽性が判明．
　細胞表面マーカーでは，CD3＋，CD4＋，CD5＋，CD7－，CD8－のTリンパ球が優位．

EBV と CMV は既感染パターン，肝炎ウイルスは陰性でした．

↓

絞り込みと診断仮説

　ここまで来ると，T 細胞性リンパ腫の可能性が極めて高くなります．問診によると患者さんは東京出身ですが，両親は九州出身とのことでした．

　状況から成人 T 細胞性白血病（ATL）と考えますが，念のため T リンパ球に感染している HTLV-1 プロウイルスのモノクローナリティを証明するため，サザンブロット法による解析を行います．

結果》サザンブロットにより HTLV-1 プロウイルス DNA の異常バンド陽性

診断》成人 T 細胞性白血病（急性型）

● 診断のポイント

　ATL は，1977 年に熊本大学の内山先生，高月先生らによって提唱された疾患です[1]．HTLV-1 ウイルス感染によって引き起こされるもので，くすぶり型，慢性型，リンパ腫型，急性型の 4 つの病型に分類されます（表 16-1，図 16-2）．

　HTLV-1 ウイルスは，世界的には，中央アフリカのネグロイド集団，アジアのモンゴロイド集団，太平洋地域のオーストラロイド集団の 3 つの大きな集団として分布します（図 16-3，16-4）．

　日本では，110 万人のキャリアが存在し，年間 600〜700 名が ATL を発症するといわれています．キャリアの ATL 生涯発症率は 2.5〜5％ と考えられています．HTLV-1 のキャリアは，九州，沖縄，四国，紀伊半島など西日本に多いことが知られていますが，伊豆半島，東北沿岸部，北海道にも少なくありません．また，近年では高頻度地域から人の移動により，東京など東日本都市部での ATL 発症もみられます． p.256 写真 29 ▶

● 治療のポイント

　くすぶり型では，無治療で経過観察し，病勢の進行があれば VCAP-AML-

表 16-1　LSG 分類による ATL の病型

	くすぶり型	慢性型	リンパ腫型	急性型
リンパ球数	4,000 未満	≧4,000 T リンパ球数≧3,500	4,000 未満	高値
異常リンパ球 Flower cell	≧5% +/−	+ +/−	1%以下 −	+ +
LDH	正常 1.5 倍以下	正常 2 倍以下		
補正 Ca	<11.0	<11.0		
病変	皮膚，肺(±) リンパ節(−) 肝脾腫(−) 中枢神経(−) 骨病変(−) 消化管(−) 胸腹水(−)	リンパ節腫大(±) 肝脾腫(±) 皮膚，肺(±) 中枢神経(−) 骨病変(−) 消化管(−) 胸腹水(−)	病理組織で診断されたリンパ節病変	白血病所見 腫瘍病変
注	異常リンパ球 5%未満例では，皮膚か肺の病理組織診断が必要	異常リンパ球 5%未満例では，腫瘍病変の病理組織診断が必要		異常リンパ球 5%未満例では，腫瘍病変の病理組織診断が必要

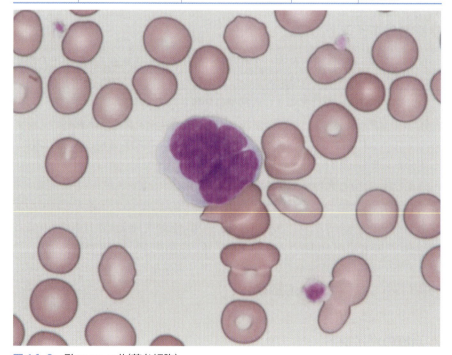

図 16-2　Flower cell（花弁細胞）
ATL に特徴的で，急性型，慢性型，くすぶり型の末梢血でみられます．

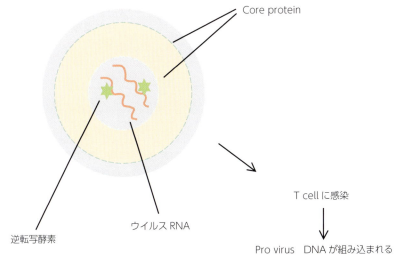

図 16-3　HTLV-1 ウイルスの構造

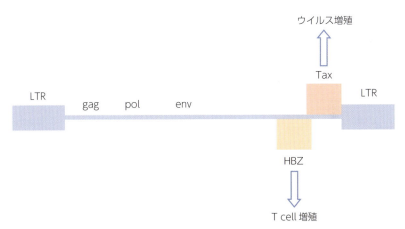

図 16-4　プロウイルス DNA の構造と機能
プロウイルス DNA から作られる Tax や HBZ といったウイルス蛋白は，ウイルスの増殖と感染した T 細胞を増殖させるとともに，がん抑制遺伝子の抑制などによってがん化を促進すると考えられています．

VECP 療法など多剤併用化学療法を行います．慢性型で LDH，アルブミン，BUN など予後不良因子に異常がなければ無治療経過観察しますが，予後不良因子があれば多剤併用化学療法を行います．リンパ腫型や急性型では多剤併用化学

療法を行い，同種造血幹細胞移植の適応を検討します．再発難治例に対しては，抗CCR4モノクローナル抗体であるモガムリズマブや免疫調整薬であるレナリドミドが承認されており，一定の効果が報告されています．

文献

1) Uchiyama T, et al : Adult T-cell leukemic : clinial and hematologic feature of 16 cases Blood 50(3) : 481-492, 1977(PMID 301762)
2) Shimoyama M : Diagnostic criteria and classification of clinical subtypes of adult T cell leukemia lymphoma. Br J Haematol 79(3) : 428-437, 1991(PMID 1751370)
3) 造血器腫瘍診療ガイドライン作成委員会：日本血液学会　造血器腫瘍診療ガイドライン2013年版，2013. http://www.jshem.or.jp/gui-hemali/table.html

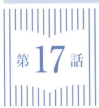

第17話 HIV関連悪性リンパ腫

　日本の新規HIV（ヒト免疫不全ウイルス）感染者数は，2008年まで増加の一途をたどり，以後，新規報告件数が年間1,000件を超える状態が続いています．また，強力な抗ウイルス療法により，HIV感染者の余命は大幅に延長されました．現在問題になっているのは，HIV感染者における「悪性腫瘍」の増加です．本項では，HIV感染と血液疾患について考えてみましょう．

 倦怠感と体重減少，腹部腫瘤＋？

- **患者** 48歳，男性．
- **主訴** 胃部の不快感．
- **現病歴** 1カ月前から心窩部のあたりに不快感があり，食欲がなかった．倦怠感もあり，3カ月で体重が3kg減少している．
- **既往歴** 生来健康で，特記すべき既往歴なし．常用している薬もない．
  喫煙歴なし．飲酒（ビール500 mL×週2〜3日）．
- **身体所見** 体温37.1℃，血圧129/81 mmHg，脈拍数69回/分，呼吸数21回/分．
  身長174 cm，体重68 kg．
  全身状態普通．意識障害なし．眼瞼結膜貧血，咽頭発赤，扁桃発赤・腫脹，いずれもなし．
  リンパ節，触知しない．
  胸部：聴診所見なし．心音Ⅰ音→Ⅱ音亢進→S3(−)，S4(−)．腹部：臍上部に手拳大の腫瘤を触知．肝脾腫なし．四肢：浮腫なし．

○さて，何を考えますか？
　3kgの体重減少と倦怠感，腹部に腫瘤を触知していることから，何らかの腫瘍でしょうか？　CT撮影および上部消化管内視鏡検査を行いました．

- **腹部CT** 十二指腸に連続する8 cm大の腫瘤を認めた．
- **上部消化管内視鏡** 十二指腸に粘膜下腫瘤を認めたため，生検を行った．
- **病理診断** びまん性大細胞型B細胞性リンパ腫

- やっぱり「悪性リンパ腫」でしたか．あとは，血液内科へ紹介して，リツキシマブ併用 CHOP 療法を開始してもらえば"一件落着"ですよね？
- その前に，各種検査結果を見直してみましょう．

血液検査所見

WBC 6,200/μL，RBC 486 万/μL，Hb 15.0 g/dL，Ht 44.3%，PLT 20.5 万/μL．
TP 7.2 g/dL，Alb 4.0 g/dL，AST 35 IU/L，ALT 32 IU/L．
LDH 420 IU/L，ALP 455 IU/L，γ-GTP 55 IU/L．
BUN 22 mg/dL，Cr 0.8 mg/dL．
Na 141 mEq/L，K 4.2 mEq/L，Cl 101 mEq/L，血糖 98 mg/dL．
RPR 定性＋，TPHA 定性＋
HBs 抗体＋，HBc 抗体＋，HBs 抗原－
HCV－，ATL－，HIV＋

なんだか，いろいろな感染症の既往があるようです．詳しく問診してみると，この患者さんは MSM（Man who has Sex with Men）で，「普段はセーフセックスに気をつけているが，たまにコンドームを使わないこともあった」とのことでした．

🔥 診断のポイント：HIV 感染者の 20 人に 1 人が「悪性リンパ腫」に

　HIV に対する抗ウイルス療法の進歩は目覚ましいものがあり，日和見感染での死亡は減少しています．その代わりに増加しているのが「悪性腫瘍」です．カポジ肉腫，非 Hodgkin リンパ腫，子宮頸がんなどは，AIDS（後天性免疫不全症候群）発症の指標となる AIDS 指標疾患です．

　特に「非 Hodgkin リンパ腫」は発症頻度が高く，HIV 非感染者に比して 200～1,000 倍の高頻度で発症します．HIV 感染者は，20 人に 1 人は生涯のうちに「HIV 関連悪性リンパ腫」に罹患するといわれています（図 17-1）．進行期で見つかることが多く，また，治療抵抗性をもつ傾向があります．本例のように，消化管や中枢神経，皮下などリンパ節以外の部位に浸潤しやすいことも重要な特徴です[1]．組織型は，びまん性大細胞型 B 細胞性リンパ腫が最も多く，次いで

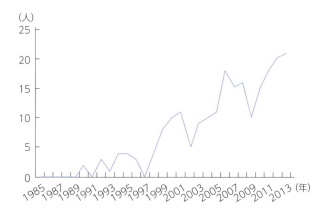

図 17-1　日本における HIV 関連リンパ腫の発生動向
2014 年厚生労働省エイズ動向委員会データをもとに作成

Burkitt リンパ腫，中枢神経リンパ腫，また，HIV に特異的なリンパ腫としては，原発性脳リンパ腫，形質細胞芽球性リンパ腫，原発性滲出液リンパ腫などが知られています[1]．

HIV 感染に付随して「梅毒」「HCV（C 型肝炎ウイルス）」「HBV（B 型肝炎ウイルス）」の感染も高頻度にみられます．特に HBV は，HBs 抗原のみのスクリーニングで，HBs 抗体・HBc 抗体など既感染の指標を見逃さないように注意してください．既感染を認めた場合には，化学療法中に再活性化する危険性が高いため，ウイルス量を定期的にモニタリングする必要があります．

近年では，非 Hodgkin リンパ腫だけでなく，「Hodgkin リンパ腫」や「急性白血病」「慢性白血病」など AIDS 指標疾患でない血液悪性腫瘍も増加してきています（**図 17-2**）[2]．

🔥 治療のポイント：通常のリンパ腫治療とは異なる

HIV 関連リンパ腫や非 AIDS 指標血液悪性腫瘍の治療は，感染症内科と血液専門医との緊密な協力のもとで行うべきと思います．HIV に対する抗ウイルス療法の選択と日和見感染症予防のための抗菌薬投与，リンパ腫に対する化学療法の選択など，通常のリンパ腫治療とは異なる部分が少なからずあり，慎重な対応が必要だからです．

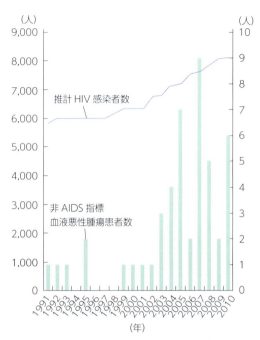

図17-2 急性白血病・Hodgkinリンパ腫など非AIDS指標血液悪性腫瘍の動向
Hagiwara S, et al：Non-AIDS-defining hematological malignancies in HIV-infected patients：an epidemiological study in Japan. AIDS 27(2)：279-283, 2013(PMID 23014520)

　HIV関連リンパ腫における治療のポイントを，以下に列挙します．
①抗レトロウイルス療法は併用可能．ただし，骨髄抑制や薬物代謝に影響のある薬剤は，できるだけ使用しないこと．
②リツキシマブは併用可能．ただし，日和見感染症の増加に注意して，十分な予防的抗菌薬投与などの対策を行うこと．
③化学療法のレジメンは「REPOCH」「CHOP」「CDE」などを選択するが，HIV感染のみを理由として減量するべきではない．
　詳しくは，厚生労働省研究班の『HIV関連悪性リンパ腫治療の手引きVer3.0』[3]を参照してください．

文献

1) Raphael M, et al：Lymphomas associated with HIV infection. In：Swerdlow SH, et al(eds)：WHO Classification of tumours of haematopoietic and lymphoid tissues, 4th ed. pp340-342, IARC, Lyon, 2008
2) Hagiwara S, et al：Non-AIDS-defining hematological malignancies in HIV-infected patients：an epidemiological study in Japan. AIDS 27(2)：279-283, 2013(PMID 23014520)
3) 味澤篤, 他：HIV 関連悪性リンパ腫 治療の手引き Ver 3.0. 日エイズ会誌 18(1)：92-104, 2016

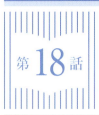

第18話　形質細胞性疾患

　普段，見逃しがちな血液疾患の1つに形質細胞性疾患があります．貧血など血液異常のみでなく，神経症状，腎機能障害，心機能障害，骨病変など多臓器にわたる症状をきたすことがあります．なかなか診断にたどりつかないことも多く，重症化して初めて診断されることも少なくありません．
　見逃してはならない形質細胞性疾患について，症例を通じて考えてみましょう．

 腰痛と貧血

患者　72歳，女性．

主訴　腰痛．

現病歴　生来健康であったが，半年前から腰に痛みを感じるようになった．マッサージに行ったり，薬局で買った湿布薬を貼ったりしていた．1週間前に前かがみになったとき，腰から背中にかけて強い痛みが走ったため近所の整形外科へ行き，胸腰椎X線撮影にて骨粗鬆症と胸椎下部の圧迫骨折といわれた．知人に内科も受診したほうがよいと助言され来院．

既往歴　特記すべき既往歴なし．常用している薬もない．喫煙・飲酒歴なし．

身体所見　体温36.2℃，血圧135/81 mmHg，脈拍90回/分，呼吸数18回/分，身長155 cm，体重47 kg．
　眼瞼結膜中等度貧血，咽頭発赤なし，扁桃発赤腫脹なし．
　胸部：聴診所見なし，心音：S1→S2→S3（−），S4（−）．背部：腰椎上部正中に軽度の圧痛あり．腹部：腸音正常，肝脾腫なし．四肢：浮腫軽度．

⬇

○このときに見逃してはならない点は，中等度の貧血を認めたことです．
　　　「閉経後の女性の貧血」は何かあるはずです．

⬇

胸部X線写真では骨全体に骨量低下とTh10，L1に圧迫骨折を認めます．

⬇

検査所見　WBC 4,600/μL（Band 5%，Seg 45%，Mono 5%，Lymph 45%），

RBC 305万/μL, Ht 28.7％, Hb 8.7 g/dL, MCV 94.1 fL, MCH 28.5 pg, MCHC 30.3 g/dL, PLT 15.7万/μL, Reti 0.8％, 連銭形成あり.
TP 11.5 g/dL, Alb 3.1 g/dL, AST 25 IU/L, ALT 32 IU/L, LDH 205 IU/L, BUN 28 mg/dL, Cr 1.7 mg/dL, UA 6.3 mg/dL, Na 141 mEq/L, K 4.2 mEq/L, Cl 105 mEq/L.

⬇

貧血がありますが，白血球，血小板は正常です．赤血球の連銭形成（図 18-1）が気になります．生化学検査では，総蛋白が高いわりにアルブミンは低値であることに気づきます．A/G 比は低いことが予想されます．また，腎機能障害が疑われます．

○さて，何が起きているのでしょうか？

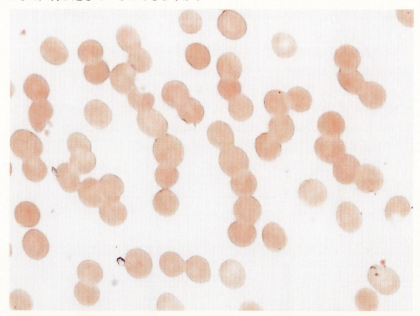

図 18-1　赤血球の連銭形成

⬇

低 A/G などから想起される疾患としては，肝機能障害，ネフローゼ，感染症，自己免疫疾患などがありますが，貧血と腎機能障害を伴い見逃してはならない疾患としては，高γグロブリン血症を伴う血液疾患があります．

追加の検査をオーダーするとともに，ぜひチェックすべきは眼底の所見です（図 18-2）．

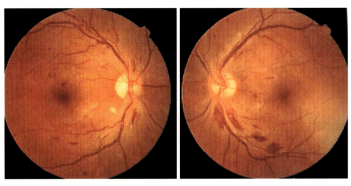

図 18-2 眼底所見

静脈の拡張と蛇行，口径の不同，眼底出血がみられ，過粘稠状態が示唆されます．

⬇

高蛋白血症の原因を調べるために蛋白分画をオーダーします（図 18-3）．
また，電解質の追加検査を行います．

⬇

蛋白分画では，矢印で示したようにMピークがみられます．IgGは異常高値であり，IgAとIgMは低い値です．また，Ca 10.1 mg/dLでやや高値ですが，アルブミン値で補正すると11.0になり明らかな高カルシウム血症です．

この時点で，多発性骨髄腫を強く疑ったため，蛋白免疫電気泳動と骨髄穿刺を行うこととしました．

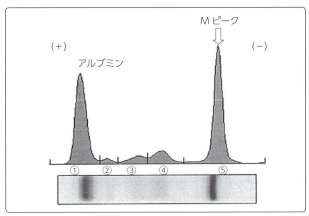

図 18-3 蛋白分画
①アルブミン，②α_1グロブリン，③α_2グロブリン，④βグロブリン，⑤γグロブリン

Ca 10.1 mg/dL, P 2.1 mg/dL, Mg 1.9 mg/dL.
IgG 7,800 mg/dL, IgA 90 mg/dL, IgM 20 mg/dL.
β_2ミクログロブリン 4.2 mg/L.

↓

蛋白免疫電気泳動:患者血清には明らかに曲率半径の異なる M-bow を認め,抗 IgG 抗体,抗κ抗体により IgG κ 型の M 蛋白と判定できました.

骨髄穿刺では異型のある大型の形質細胞が約 30% 認められました(図 18-4).染色体分析は FISH 法にて t(4;14)が陽性でした.

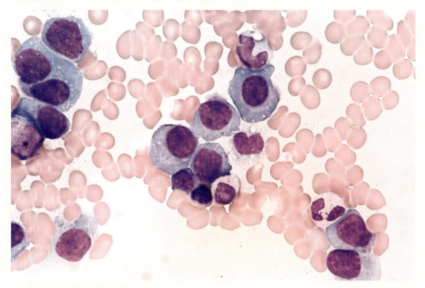

図 18-4 症例 26 の骨髄像

診断 》》多発性骨髄腫 IgG κ 型

🔥 多発性骨髄腫・診断のポイント

形質細胞の腫瘍であり,良性単クローン性蛋白血症(G1)から無症候性骨髄腫(くすぶり型骨髄腫)の時期を経て発症します. p.253 写真 24 ➡

IMWG(国際骨髄腫ワーキンググループ)の診断基準(2014 年)では,①高カルシウム血症(calcium),②腎障害(renal),③貧血(anemia),④骨病変(bone)と

表 18-1　Durie & Salmon 病期分類

病期	基準
Ⅰ	以下の項目をすべて満たす 1）Hb >10 g/dL 2）血清 Ca 値正常 3）骨 X 線像正常，または孤立性形質細胞腫 4）IgG <5 g/dL，IgA <3 g/dL，尿中 BJP <4 g/日
Ⅱ	病期Ⅰ，Ⅲのいずれにも合致しない
Ⅲ	以下の項目が 1 つ以上認められる 1）Hb <8.5 g/dL 2）血清 Ca 値 >12 mg/dL 3）進行した骨病変 4）IgG ≧7 g/dL，IgA ≧5 g/dL，尿中 BJP ≧12 g/日

A：血清 Cr <2 mg/dL，B：≧2 mg/dL

いった臓器症状（症状の頭文字をとって <u>CRAB</u> とよびます），あるいは骨髄中の形質細胞 60% 以上，フリーライトチェーン κ と λ の比が 100 以上，MRI での 2 カ所以上の局所病変などが認められた場合に症候性骨髄腫と診断します[1]．

　病期分類は Durie-Salmon の分類（表 18-1）を用いますが，近年，PET を組み合わせた Durie-Salmon plus が用いられることがあります[2]．予後分類は国際病期分類（ISS）[3]（表 18-2）と染色体異常によるリスク分類（表 18-3）を用います[4]．

　本例では，Durie-Salmon Stage ⅢA，ISS2，t（4；14）で予後不良群と診断されます．

サイドメモ　良性単クローン性蛋白血症

　良性単クローン性蛋白血症（monoclonal gammopathy of undetermined significance：MGUS）は，頻度の高い形質細胞性疾患です．罹患率は 50 歳以上の男性 2.8%，女性 1.6% です．人種により罹患率は異なり，黒人では 6〜8% といわれています．MGUS は年 1% の確率で多発性骨髄腫，原発性アミロイドーシスなどに進行していきます．IgG 以外の M 蛋白，フリーライトチェーンの κ/λ 比が異常を示す症例では，進行のリスクが高いことが知られています．

表 18-2　ISS (International Staging System) 病期分類

病期	基準
I	血清 β_2 MG ＜3.5 mg/L 血清 Alb 値 ≧3.5 g/dL
II	病期 I，III のいずれにも合致しない
III	血清 β_2 MG ≧5.5 mg/L

Durie BG : The role of anatomic and functional staging in myeloma : description of Durie/Salmon plus staging system. Eur J Cancer 42(11) : 1539-1543, 2006 (PMID 16777405)

表 18-3　ISS-R

R-ISS 病期	基準
I	以下の 1)～3) をすべて満たす 1) ISS 病期 I 2) FISH 法で予後不良細胞遺伝学的異常がない 3) LDH 正常値
II	R-ISS 病期 I，III のどちらにも合致しない
III	以下の 1) 2) をすべて満たす 1) ISS 病期 III 2) FISH 法で del(17p)，t(4；14)，t(14；16) あるいは LDH ＞正常値

予後不良細胞遺伝学的異常：FISH 法で del(17p)，t(4；14)，t(14；16)
Greipp PR, et al : International staging system for multiple myeloma. J Clin Oncol 23(5) : 3412-3420, 2005 (PMID 15809451)

🔥 治療のポイント

　治療方針は大きく，造血幹細胞移植適応と非適応の2つに分けられます．

　移植適応の場合には，ボルテゾミブなどプロテアソーム阻害薬あるいはサリドマイドやレナリドミドなどの免疫調整薬 (IMiDs)，デキサメタゾンなどステロイド薬のコンビネーションによる寛解導入療法を行い，その後，G-CSF±シクロホスファミドによる自己末梢血幹細胞採取を行います．十分な量の幹細胞が採取できた場合には，前処置として大量メルファランを用いた自己末梢血幹細胞移植を実施します．移植後は，IMiDs による維持療法を行いますが，その前に寛解導入療法に準じた地固め療法を行うことがあります．

　66歳以上の高齢者や臓器障害，全身状態不良例では移植の適応になりません．このような移植非適応例では，移植適応例と同様の寛解導入療法，あるいは経口

メルファランをベースとしてプロテアソーム阻害薬あるいは IMiDs，ステロイド薬を組み合わせた治療を行います．近年，さまざまなプロテアソーム阻害薬，IMiDs，その他の分子標的薬などが続々と開発されています．

 蛋白尿と神経障害をきたした患者さん

- **患者** 45歳，男性．
- **主訴** 下肢のしびれ．
- **現病歴** 半年くらい前から尿が泡立つことに気づいた．その後，足先のしびれが出現，徐々に膝のあたりまでしびれるようになった．最近，下肢がむくむようになり，時々立ちくらみもあるため内科を受診した．
- **既往歴** 特記すべき既往歴なし．常用している薬もない．
- **生活歴** 喫煙歴：20歳から20本/日を25年間．飲酒歴：ビール 350〜500 mL/日を週3〜4日．
- **身体所見** 体温 36.6℃，血圧 95/55 mmHg，脈拍 105回/分，呼吸数 18回/分，身長 172 cm，体重 67 kg．眼瞼結膜貧血なし，リンパ節腫脹なし．
 胸部：聴診所見なし，心音：S1→S2→S3(＋)，S4(＋)．腹部：腸音正常，肝脾腫なし．四肢：浮腫中等度．
- **神経所見** 脳神経所見なし．四肢 MMT（徒手筋力検査）：5/5，足から膝までの知覚低下あり，膝蓋腱反射およびアキレス腱反射正常〜やや低下．

⬇

○所見を整理してみましょう．
 ①尿の泡立ち，②知覚低下，③浮腫，④心機能低下？，⑤起立性低血圧？
○この時点で，何を考えるでしょうか？
 血液検査，尿検査，心電図，胸部X線検査を施行してみます．

⬇

- **検査所見** WBC 4,450/μL（Band 7％，Seg 40％，Mono 3％，Lymph 50％），RBC 440万/μL，Ht 43.0％，Hb 14.5 g/dL，MCV 97.7 fL，MCH 32.9 pg，MCHC 33.7 g/dL，PLT 23.5万/μL，RET 1.2％．
 TP 4.8 g/dL，Alb 2.2 g/dL，AST 30 IU/L，ALT 40 IU/L，LDH 225 IU/L，ALP 380 IU/L，BUN 13.9 mg/dL，Cr 0.7 mg/dL，UA 5.8 mg/dL，Na 141 mEq/L，K 4.4 mEq/L，Cl 102 mEq/L，血糖 98 mg/dL，BNP 287 pg/mL．
 尿検査：pH 6.5，比重 1.010，蛋白定性 2+，糖定性(−)，ケトン体(−)，潜

血（−），ウロビリノーゲン 0.1 EU/dL．尿蛋白定量 3.5 g/日，尿糖 0.1 g/日．

↓

明らかなネフローゼ症候群を呈しています．
○ さらに検査を進めましょう．

↓

> 胸部 X 線検査：CTR（心胸郭比）55％でやや心拡大あり，肺野に異常なし
> 心電図：1 度房室ブロック
> 心臓超音波：心室中隔 15 mm で肥厚あり，EF 50％

↓

　これで腎障害のみならず，神経障害，心機能障害を伴う全身性疾患の可能性が高くなりました．
　鑑別疾患としては，糖尿病，血管炎を合併する自己免疫疾患，サルコイドーシスなどが挙げられますが，ほかに見逃してはならない疾患では，原発性アミロイドーシスがあります．
　診断のために，骨髄穿刺・生検，腹壁皮下脂肪組織生検を行います．

↓

> 病理組織診断：骨髄では，やや大型の形質細胞が約 7％，AL アミロイドの沈着あり，皮下脂肪織でも AL アミロイドの沈着あり
> フリーライトチェーン：κ 2.5 mg/L（正常値 3.3〜19.4），λ 250.5 mg/L（正常値 5.7〜26.3），κ/λ 比 0.01（正常値 0.26〜1.65）
> NT-ProBNP 1,500 pg/mL，cTnT 0.02 ng/mL，β_2 ミクログロブリン 3.2 μg/L

診断 原発性アミロイドーシス

◆ 診断のポイント

　形質細胞のクローナルな増殖により免疫グロブリンの軽鎖に由来する AL アミロイドが多臓器に沈着して起きる疾患です．AL アミロイドーシスは多発性骨髄腫にも合併することがあります．
　症状は，蛋白尿，神経障害による知覚障害，自律神経障害による起立性低血圧，肝脾腫，心不全，不整脈，関節痛，皮疹など多彩です．
　診断は，骨髄，腎，心筋，消化管，皮下脂肪組織などを生検し，アミロイド沈

着を病理学的に証明することによります．心電図で低電位，不整脈，房室ブロック，心臓超音波検査では心室中隔の肥厚や顆粒状輝点などが特徴的です．また，血清中のフリーライトチェーンはクローナルな軽鎖の増加を検出することが可能であり，診断に有用です．NT-ProBNP と cTnT は心アミロイドーシスの予後因子です[8]．アミロイドが肝に沈着すると肝腫大をきたし，ALP の上昇がみられます．トランスアミナーゼの上昇は軽度であることが多いとされています[9]．

🔥 治療のポイント

心機能障害が進行していない症例では造血幹細胞移植の適応となりますが，NP-ProBNP 高値の中・高リスク群では，メルファラン＋デキサメタゾン，ボルテゾミブ＋デキサメタゾン，レナリドミド＋デキサメタゾン，ダラツムマブ＋シクロフォスファミド＋ボルテゾミブ＋デキサメタゾンなどを全身状態に応じて適宜増減して治療します．

> **クリニカルパール** **形質細胞性疾患のスペクトラム**
>
> 形質細胞性疾患は，過粘稠症候群，アミロイドーシス，骨病変，貧血，クリオグロブリン血症による血管炎，さまざまな原因による出血傾向など，多臓器にわたる多彩な症状をきたします（図 18-5）．鑑別診断が難しいことから診断が遅れることも少なくありません．重症化する前に診断し早期に治療を行えば長期生存も期待できるため，疑い例では，骨髄や皮下組織などの生検を積極的に行うとよいでしょう．わが国の高齢化に伴い，今後，患者数が増加すると考えられています．common disease の 1 つであることを再認識したいと思います．

多発性骨髄腫の類縁疾患である原発性マクログロブリン血症と POEMS 症候群について，解説します．

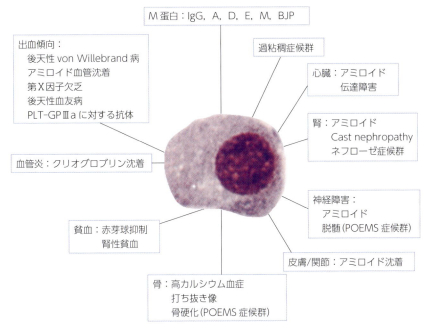

図 18-5　形質細胞性疾患のスペクトラム

原発性マクログロブリン血症

🔴 原発性マクログロブリン血症（Waldenström macroglobulinemia：WM）とは？

単クローン性のIgMを産生するリンパ形質細胞性リンパ腫です．

IgMの増加による過粘稠症候群，リンパ節腫大，肝脾腫，出血傾向，貧血などの症状が出現します．また，発熱や関節痛および皮疹をきたすSchnitzler症候群，溶血性貧血，アミロイドーシスなどを伴うことがあります．

🔴 診断のポイント

IgM型のM蛋白血症を認めます．尿中にベンスジョーンズ蛋白を検出することもあります．血清粘稠度は増加しており，血算では貧血や白血球減少，血小板減少を認めることもあります．骨髄穿刺では，小型のリンパ球〜形質細胞に近い

形態のB細胞性の腫瘍細胞の浸潤を認めます．

IgM型M蛋白を産生する他の疾患としては，MALTリンパ腫（粘膜関連リンパ腫）/Marginal zoneリンパ腫（辺縁帯リンパ腫）があります．これらはWMと一部オーバーラップしていると考えられます．

またWMでは約90%にMYD88変異を認めることが知られています．

🔴 治療のポイント

リツキシマブ単独，あるいはデキサメサゾン-リツキシマブ-シクロホスファミドによるDRC療法などが用いられます．ただし，リツキシマブを用いる治療では一過性にIgMが増加するIgMフレアが起きることがあるため血清IgMが4,000 mg/dLを超える場合には，初回治療でリツキシマブを控えることが推奨されています．

POEMS症候群

🔴 POEMSとは？

形質細胞性疾患の1つで，高月病あるいはCrow-Fukase症候群ともいわれていた稀な疾患です．

P：多発神経炎，O：臓器腫大，E：内分泌異常，M：M蛋白血症（λ型M蛋白），S：皮膚病変など特徴的な症状の頭文字をとってPOEMS症候群とよばれています．

その他にも，さまざまな症状をきたしますが，多発性骨髄腫でみられる骨融解像や腎障害はありません．

🔴 診断のポイント

多発神経症状とM蛋白を認める場合には，POEMS症候群を疑ってみます．
診断基準を表18-4に示します．

🔴 治療

腸骨の骨髄生検で，単クローン性の形質細胞の増殖を認める場合には，メルファランあるいはシクロホスファミド＋デキサメサゾン，ボルテゾミブ，レナリ

表 18-4 POEMS 症候群 診断基準

必須大項目	1. 多発神経炎(典型的には脱髄) 2. 単クローン性の形質細胞の増殖(ほぼすべての症例でλ型)
その他の大項目 (最低 1 つが一致)	3. キャッスルマン病 4. 骨硬化像 5. 血中 VEGF 高値
小項目 (最低 1 つが一致)	6. 臓器腫大 7. 体液量増大(浮腫,胸水,腹水) 8. 内分泌異常(副腎,甲状腺,下垂体,性腺,副甲状腺,膵など) 9. 皮膚病変(色素沈着,多毛,血管腫,肢端チアノーゼ,紅潮,白色爪甲など) 10. 乳頭浮腫 11. 血小板増加 / 多血症
その他の症状	ばち指,体重減少,多汗,肺高血圧症,拘束性肺障害,下痢,ビタミン B_{12} 低値,血栓症

Dispenzieri A : POEMS syndrome : update on diagnosis, risk-stratification, and management. Am J Hematol 87(8) : 804-14, 2015(PMID 22806697)

ドミド,サリドマイドなどを用いた全身に対する治療を行います.比較的若年者で全身状態が良好であれば自己造血幹細胞移植も考慮します.骨髄生検で形質細胞の増殖が認められない場合で,骨病変(硬化像)が 2 カ所以内であれば,局所への放射線療法を考慮します.

文献

1) Rajkumar SV, et al : International Myeloma Working Group updated criteria for the diagnosis of multiple myeloma. Lancet Oncol 15(12) : e538-548, 2014(PMID 25439696)
2) Durie BG : The role of anatomic and functional staging in myeloma : description of Durie/Salmon plus staging system. Eur J Cancer 42(11) : 1539-1543, 2006(PMID 16777405)
3) Greipp PR, et al : International staging system for multiple myeloma. J Clin Oncol 23(15) : 3412-3420, 2005(PMID 15809451)
4) Chng WJ, et al : IMWG consensus on risk stratification in multiple myeloma. Leukemia 28 (2) : 269-277, 2014(PMID 23974982)
5) Durie BG, et al : A clinical staging system for multiple myeloma. Correlation of measured myeloma cell mass with presenting clinical features, response to treatment and survival. Cancer 36(3) : 842-854, 1975(PMID 1182674)
6) Greipp PR, et al : International staging system for multiple myeloma. J Clin Oncol 23(5) : 3412-3420, 2005(PMID 15809451)
7) Palumbo A, et al : Revised International Staging System for Multiple Myeloma : A Report From International Myeloma Working Group. J Clin Oncol 33(26) : 2863-2869, 2015

(PMID 26240224)
8) Kumar S, et al : Revised prognostic staging system for light chain amyloidosis incorporating cardiac biomarkers and serum free light chain measurements. J Clin Oncol 30(9) : 989-995, 2012(PMID 22331953)
9) Merlini G, et al : Systemic light chain amyloidosis : an update for treating physicians. Blood 121(26) : 5124-5130, 2013(PMID 23670179)
10) Castillo JJ et al : Recommendations for the diagnosis and initial evaluation of patients with Waldenstrom Macroglobulinemia : A Task Force from the 8th International Workshop on Waldenstrom Macroglobulinemia. Br J Haematol 175(1) : 77-86, 2017(PMID 27378193)
11) Dispenzieri A : POEMS syndrome : update on diagnosis, risk-stratification, and management. Am J Hematol 87(8) : 804-14, 2015(PMID 22806697)

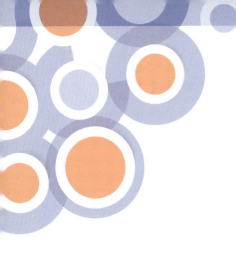
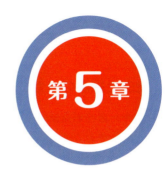

第5章

血栓と出血傾向

凝固系は難しい！　と思ったことはありませんか？　いろいろな因子が出てきて，私も試験勉強で苦労した経験があります．
日常診療でも，突然，出血傾向のある患者さんに遭遇して冷や汗をかくこともあると思います．
この章では，凝固と線溶についての基本知識のおさらいから，代表的な疾患の鑑別診断と対応までを，症例を通して考えてみたいと思います．

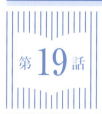

第19話 凝固と線溶おさらい

♦ 1. 止血と線溶のメカニズムの概要

　出血傾向や，血栓形成傾向をきたす疾患を診療するうえで，止血と線溶のメカニズムを理解しておくことは重要です．

　止血とは，血小板，凝固因子，von Willebrand 因子（vWF）などさまざまな要素による「カスケード（滝のような連鎖）」が次々と動くことにより，血栓が生成されるまでのプロセスのことをいいます．血栓が生成され，止血が完了すると，今度は完成した血栓を溶かす動きが始まります．このプロセスが線溶です．

　ここでは，止血・血栓の以下の3つの過程に沿って説明を進めることにします．
　1）一次止血：血小板凝集による止血
　2）二次止血：凝固因子活性化による血栓形成
　3）線溶：生成された血栓の溶解

　止血の第一ステップを担うのは，血小板です．血小板には，α顆粒と dense granule（濃染顆粒）という2種類の顆粒が含まれており，それぞれ血小板の変形，粘着，凝固因子の活性化に必要な要素が含まれています（図 19-1）．

♦ 2. 止血の開始：一次止血

　何らかの原因によって，血管の内皮が障害を受け，血管壁のコラーゲンが露出すると，血液中を流れている von Willebrand 因子（vWF）が露出したコラーゲンに結合し，その後，血小板が接着します（図 19-2）．

　血小板は，自身の表面にある GPIb 受容体を介して vWF と結合します．これを血小板の「粘着」といいます（図 19-3）．

　vWF を介して「粘着」した血小板は，血小板内部にあるアクチンの働きにより変形して，他の血小板とも接着していきます（図 19-4）．

　このように，血小板と vWF による血小板の凝集を「一次凝集」といいます．この一次凝集によって，止血の最初のステップである一次止血が行われます．

　しかし，血小板の一次凝集は，可逆的で壊れやすく，止血としては十分ではあ

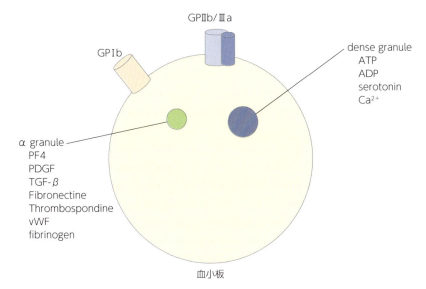

図 19-1　血小板の構造

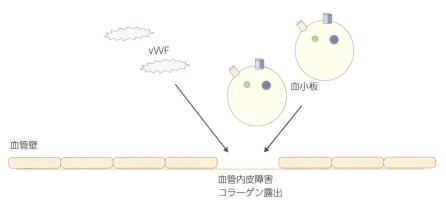

図 19-2　一次止血の開始

りません．

● 3. 二次止血

　次のステップでは，血管の損傷部位での血小板活性化による「粘着」と「変形」から，血小板の脱顆粒が起き，vWFのみならずフィブリノゲンを介した血小板同士

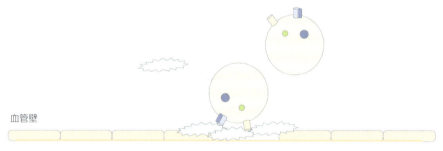

・GPIb を介して vWF と結合
・露出コラーゲンと接着

図 19-3　血小板の粘着

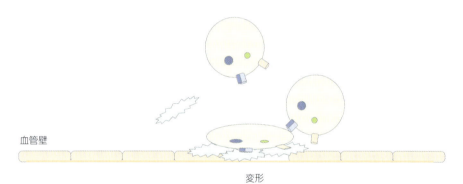

変形

図 19-4　血小板の変形と凝集

の結合が始まります(図 19-5).

　脱顆粒後の血小板は，フィブリノゲンや vWF によって血小板膜上のⅡb/Ⅲa 受容体などを介した接着・結合が進んでいきます．血小板は更に変形して偽足を伸ばし，血小板同士の結合を強固にしていきます．これを「二次凝集」といいます(図 19-6).

　また，損傷を受けた組織から生じた組織因子や，露出した血管壁のコラーゲンなどによって凝固因子の活性化が始まります．二次凝集した血小板のリン脂質も，凝固因子のカスケード進行を促進します(図 19-7).

　凝固のカスケードは，血管内皮の傷害を引き金とした「内因系」，組織の損傷による組織因子の放出を引き金とした「外因系」の 2 つがあります．

第19話 凝固と線溶おさらい 149

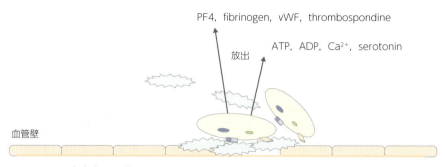

図19-5 二次止血の開始

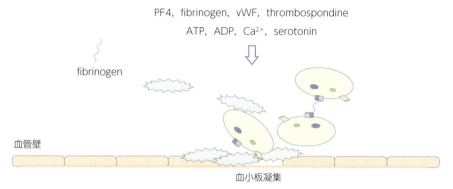

図19-6 血小板の二次凝集

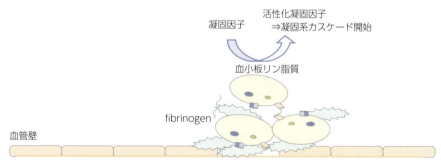

図19-7 凝固因子の活性化の始まり

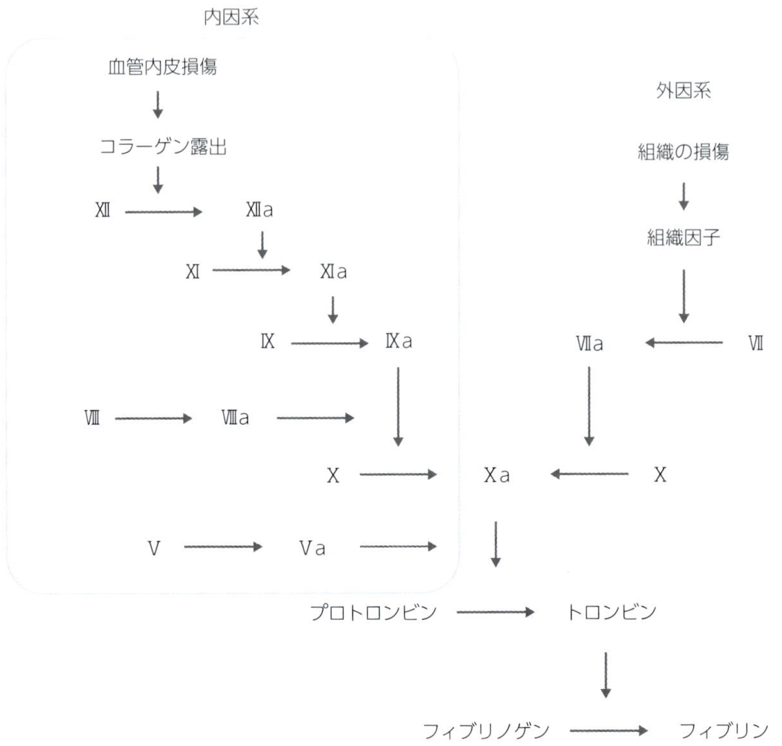

図 19-8　凝固のカスケード

　どちらの凝固系も第Ⅹ因子を活性化させ，プロトロンビンをトロンビンへ活性化します．トロンビンがフィブリノゲンの一部を切断すると，フィブリン（フィブリンモノマー）となります（図 19-8）．
　トロンビンによってフィブリノゲンからフィブリンが生成された後，同じくトロンビンによって活性化された第ⅩⅢ因子によってフィブリンは重合し，フィブリンポリマーになります（図 19-9）．フィブリンポリマーが生成されることによって網状にフィブリンがつながり，血栓が完成します．

4. 線溶

　フィブリンポリマーによって完成した血栓は，「線溶」のメカニズムによって溶かされます．

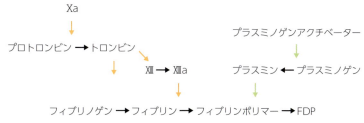

図 19-9　トロンビンの活性化による血栓の完成と線溶の開始

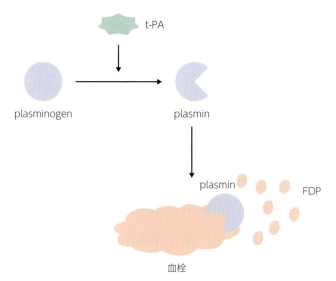

図 19-10　線溶のメカニズム

「線溶」では，まず，プラスミノゲンアクチベータによってプラスミノゲンが線溶の活性をもつプラスミンになります．次にプラスミンが，重合したフィブリンを分解してフィブリン分解物（FDP）に分解されます（図 19-10）．

5. 線溶の抑制

線溶には，抑制メカニズムが存在します．プラスミノゲンアクチベーターはプラスミノゲンアクチベーターインヒビターによって抑制を受け，プラスミノゲンをプラスミンに変える働きが抑制されます．また，プラスミンは α_2 プラスミンインヒビターによって抑制され，フィブリンを分解する作用が阻害されます（図

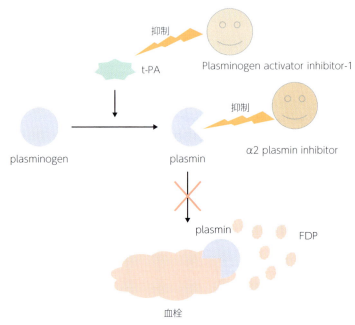

図 19-11　線溶と線溶の抑制

19-11).

6. プロテイン C，プロテイン S，トロンボモデュリンの機能

　トロンボモデュリンは，血管内皮上でトロンビンと結合することによって，トロンビンの機能を抑制します．また，プロテイン C を活性化し抗凝固作用を示すとともに TAFI を活性化することにより抗線溶作用を発揮します．

　プロテイン C は，トロンボモデュリンによって活性化されます．活性化プロテイン C は補助因子であるプロテイン S とともに，活性型第 V 因子および活性型第 VIII 因子を不活化します．またプラスミノゲンアクチベーターインヒビターを抑制するため線溶促進作用もあります(図 19-12)．

7. アンチトロンビン III の働き

　アンチトロンビン III (AT III)は，トロンビン，活性型 IX，X，XI，XII などセリンプロテアーゼに対して AT III-セリンプロテアーゼ複合体を形成することで凝

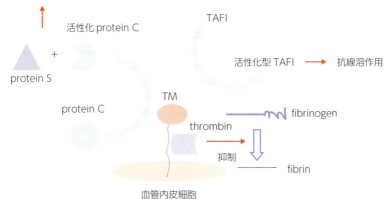

図 19-12 プロテイン C，プロテイン S，トロンボモデュリンの働き
TAFI : thrombin-activatable fibrinolysis inhibitor

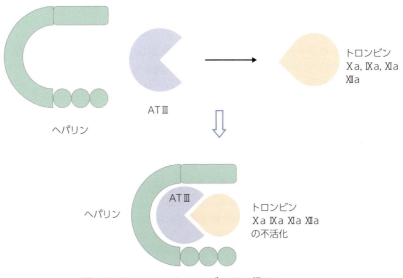

図 19-13 アンチトロンビン Ⅲ の働き

凝固活性を阻害します（図 19-13）．

また，AT Ⅲ はヘパリンと結合すると，ヘパリン・コファクター活性によって，抗凝固作用が増強されます（図 19-13）．

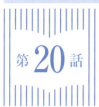

出血が止まらない！後天性血友病，血友病，von Willebrand 病

第20話

内科医が出血傾向に遭遇することは，それほど多くないかもしれません．しかし，適切かつ迅速なアセスメントと対応を行わなければ，深刻な事態に陥る可能性があります．本項では，見逃してはならない出血傾向について考えてみましょう．

 血友病患者の緊急手術

患者 23歳，男性．

主訴 右下腹部痛．

現病歴 昨夜から胃の辺りに鈍痛があった．今朝から吐き気が出現，腹痛も徐々にひどくなってきた．寒気もしてきて，熱を測ったら38℃であった．
昼過ぎから腹痛は心窩部から右の下腹部に移動している．
下痢なし．

既往歴 タバコなし，アルコールは機会飲酒．先天性血友病 A があり，小さな怪我や，関節が腫れたときにのみ，第Ⅷ因子製剤の自己注射を行っている．

身体所見 体温 38.3℃，血圧 115/80 mmHg，脈拍 92回/分・整，呼吸数 22回/分，身長 173 cm，体重 62 kg，眼瞼結膜貧血なし，咽頭発赤なし，扁桃発赤腫脹なし．胸部：聴診所見なし，心音：S1→S2→S3(-)，S4(-)．腹部：腹部平坦，腸音減弱，右下腹部に圧痛と反跳痛を認める．四肢：浮腫なし，関節腫大なし．皮膚：出血斑なし．

↓

検査所見 WBC 9,800/μL(Neutro 70％，Mono 5％，Eosin 2％，Baso 1％，Lymph 22％)，RBC 480万/μL，Ht 45.0％，Hb 14.8 g/dL，PLT 18.5万/μL．
TP 6.5 g/dL，Alb 3.5 g/dL，AST 33 IU/L，ALT 25 IU/L，BUN 15 mg/dL，Cr 0.8 mg/dL，Na 141 mEq/L，K 4.4 mEq/L，Cl 101 mEq/L，CRP 11.5 mg/dL．
PT 11.5秒，PT-INR 0.97，<u>APTT 57秒</u>，フィブリノゲン 355 mg/dL．

病歴から，腹痛の原因は，急性虫垂炎が疑われます．
　早速，緊急CTを撮影したところ，糞石を伴う虫垂の腫脹と周囲の脂肪組織の濃度亢進を認めました．遊離ガスは認めず，明らかな穿孔はなさそうです．

診断 》》急性虫垂炎

○ 手術適応と考えますが，血友病がある場合，どうしたらよいでしょう？
　血友病の既往歴がありますので，第Ⅷ因子と念のため第Ⅸ因子の活性をみてみます．

　　　　　　　第Ⅷ因子活性　3.5%
　　　　　　　第Ⅸ因子活性　110%

第Ⅷ因子の活性低下を認めます．重症度は，以下のように分類されています．
重症：第Ⅷ因子活性＜1%，中等症：1%≦〜＜5%，軽症：≧5%
よって診断は，中等症血友病A．
血液内科専門医にコンサルトして，対応を協議しました．

　日本血栓止血学会のガイドライン[1]によれば，血友病患者開腹手術の際には，第Ⅷ因子製剤の投与によって第Ⅷ因子活性のピークレベル目標を100%以上とし，追加の持続輸注でトラフレベルを80%以上に5〜10日間保ち，その後，3〜5日間トラフレベルを30%以上に保つことが推奨されています（表20-1）．
そのため，
手術前に第Ⅷ因子製剤をボーラスで，輸注．
　必要単位数＝体重62 kg×目標ピークレベル100%×0.5＝3,100単位
引き続き，シリンジポンプを用いて
　4単位 /62 kg/hr×100%＝248単位/hr
の速度で持続輸注することとしました．

> ボーラス輸注の方法
> 第Ⅷ因子：必要輸注量（単位）＝体重（kg）×目標ピークレベル（%）×0.5

> 持続輸注の方法
> 輸注速度(単位/kg/hr)
> ＝クリアランス*1(ml/kg/hr)×目標トラフレベル(単位/mL *2)
> *1 クリアランスは厳密には製剤毎，患者毎に異なるため，可能であれば事前に輸注試験を行い，クリアランス値を出す．
> *2 クリアランス値が不明の場合，4単位/kg/hrの速度が用いられることが多い．

　第Ⅷ因子製剤を投与しつつ手術を遂行しました．術後もガイドライン(表20-1)に沿って補充療法を続け，大きな出血もなく術後10日で無事退院しました．

表20-1　手術・処置における凝固因子製剤補充療法

手術・処置	目標ピーク因子レベル	追加輸注	備考
抜歯または切開を伴う歯科治療	50〜80%	処置直前1回のみ，経過に応じてピーク因子レベルを20〜30%以上になるよう1〜3日間	トラネキサム酸1回15〜25 mg/kgを1日3〜4回内服か1回20 mg/kgを1日3〜4回静注のみ5〜10日間，または補充療法に併用
上部下部消化管内視鏡検査と生検	50〜80%	生検など観血的処置の場合，12〜24時間おきに1〜4日間	
肝生検	60〜80%	必要に応じてトラフ因子レベルを30〜40%以上に保つように1〜4日間持続輸注	
動脈血液ガス測定のための動脈穿刺，中心静脈カテーテル挿入	20〜40%	必要に応じて1回	
開腹手術　心血管以外の開胸手術	100%以上	トラフ因子レベルを80%以上に保つように5〜10日間，以後は30%以上に保つように3〜5日間あるいは全抜糸まで	持続輸注を原則とする
開心・大動脈などの手術	100%以上	トラフ因子レベルを50%以上に保つように5〜10日間，以後は30%以上に保つよう3〜5日間または全抜糸まで	人工心肺使用時は必ず術中にモニタリングを行い，必要に応じてボーラスで追加輸注を行う

日本血栓止血学会インヒビターのない血友病患者に対する止血治療ガイドライン作成委員会：インヒビターのない血友病患者に対する止血治療ガイドライン：2013年改訂版．日本血栓止血学会誌 24：619-639, 2013

しかし，血友病の治療で気をつけたいのが，第Ⅷ因子あるいは第Ⅸ因子に対するインヒビターの出現です．

インヒビターが存在すると，補充療法の効果が激減してしまいます．

その場合には，活性型プロトロンビン複合体製剤あるいは活性型第Ⅶ因子製剤によるバイパス止血療法が必要となります[2]．

 ## 筋肉内出血の高齢者

- **患者** 77歳，男性．
- **現病歴** 5日前の夜，右下腿にこむら返りのような違和感を覚え，揉んだり叩いたりしていた．2日後の朝より右下肢の腫脹を認め，しばらく様子をみていたが，次の日から痛みで歩けなくなった．そのため本日，救急外来を受診した．
- **既往歴** 生来健康で，この数年は病院を受診していない．特記すべき既往歴なし．常用している薬もない．
- **身体所見** 体温 36.2℃，血圧 105/80 mmHg，脈拍 110回/分，身長 165 cm，体重 58 kg．
全身状態：不良．眼瞼結膜貧血あり，咽頭発赤なし，口腔内出血なし．胸部：聴診所見なし．心音：Ⅱ度収縮期雑音を2LSBに聴取，S1→S2→S3（−），S4（−）．腹部：腸音正常，肝脾腫大なし．四肢：右臀部から大腿にかけて紫斑を伴う腫脹あり．

⬇

貧血と広範な皮下出血を認めます．血液検査を行います．

⬇

- **検査所見** WBC 9,800/μL，RBC 235万/μL，Ht 25.0%，Hb 8.9 g/dL，PLT 18.5万/μL，RET 9.5%，TP 6.5 g/dL，Alb 4.1 g/dL，AST 90 IU/L，ALT 35 IU/L，LDH 385 IU/L，CK 2,578 IU/L，BUN 11 mg/dL，Cr 0.9 mg/dL，UA 8.3 mg/dL，Na 140 mEq/L，K 3.7 mEq/L，Cl 106 mEq/L．PT 12.3秒，PT-INR 1.07，<u>APTT 74.7秒</u>，フィブリノゲン 456 mg/dL，D-dimer 2.0 μg/mL，ATⅢ 82.5%．

⬇

中等度の貧血と活性化部分トロンボプラスチン時間（APTT）の延長を認めます．RPI（p.14参照）を算出すると2.64でした．貧血はありますが，造血能は保たれているようです．血小板は正常値で，プロトロンビン時間（PT）とフィブリノゲンは

異常ありません．D-dimer がやや高値を示しています．
　また，LDH と CK が高値であり，筋崩壊が疑われます．

⬇

　下肢の CT を撮影したところ，右大腿に血腫を認めました．
◦さて，何が起きているのでしょうか？
　今までに出血の既往歴がなく，ヘパリンやワルファリンなどの抗凝固薬も投与されていません．

⬇

次の検査：クロスミキシング試験（図 20-1）

⬇

結果：上に凸で何らかのインヒビターの存在

診断 後天性血友病

◉ 診断のポイント

　まず，出血傾向のメカニズムをおさらいしてみましょう．止血・血栓の過程には，以下の3つのステップがあります．

> 1）一次止血：血小板凝集による止血
> 2）二次止血：凝固因子活性化による血栓形成
> 3）線溶：生成された血栓の溶解

　出血傾向は，これら3つのステップに何らかの障害が起きたときに生じるのです．つまり，①血小板の減少あるいは機能異常，②凝固因子の欠乏，活性阻害，機能異常，③線溶の亢進，の3つを考えます．詳しくは第19話を参照してください．

　この症例では，血小板や線溶には異常がないため，凝固因子の異常，特にAPTT 延長をきたす疾患を絞り込む必要があります（表 20-2）．凝固因子に対するインヒビターの存在が疑われるため，インヒビターの存在を証明するための検査（クロスミキシング試験）を行います（図 20-1）．

　この検査では患者血漿に正常血漿をさまざまな比率で添加します．単なる凝固因子の欠乏では，正常血漿を少量加えるだけで APTT 数値は補正されます（下に凸）．しかし，インヒビターが存在していると正常血漿を加えてもなかなか補正

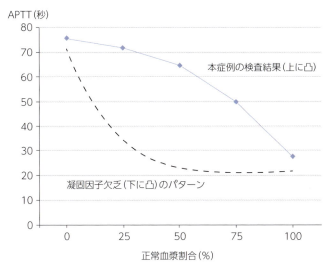

図20-1 クロスミキシング試験

表20-2 活性化部分トロンボプラスチン時間(APTT)の延長をきたす疾患

凝固因子欠乏
  第Ⅷ因子欠乏：血友病A
  第Ⅸ因子欠乏：血友病B
  第Ⅺ因子欠乏：Melkersson Rosenthal症候群/血友病C，ユダヤ系に多い．
    線溶亢進(第Ⅰ，Ⅱ，Ⅴ，Ⅹ因子欠乏ではPTも延長)
  肝不全：最初はPTの延長，重症例ではAPTTも延長)
  ワルファリン投与：ワルファリン中毒ではAPTTも延長)
凝固因子活性低下
  第Ⅷ因子インヒビター
  第Ⅸ因子インヒビター
  von Willebrand病：vWF因子は第Ⅷ因子のキャリア蛋白
  ヘパリン投与

されません(上に凸)．

　この症例ではその後，第Ⅷ因子活性の検査結果が判明し，活性が2％しかないことがわかりました．また，インヒビターの力価を調べてみると20 BU/mL(ベセスダユニット/mL)の高力価でした．

🔥 後天性血友病とは？

　凝固因子に対するインヒビターが出現し，出血傾向をきたす疾患です．ほとんどが第Ⅷ因子に対するインヒビターです．稀に第Ⅴ因子インヒビターも報告されています．突然の筋肉内出血，皮下出血で発症します．頻度は100万人に対して1.4人程度ですが，発症年齢はほとんどが50歳以上であり，今後，高齢化の進行により増加する可能性があります．

　発症頻度に男女差はありません．原因の特定できない特発性も少なくありませんが，基礎疾患として自己免疫疾患，悪性腫瘍，妊娠などが知られています．悪性腫瘍では，胃がんや大腸がんなど消化器がん，肝臓がん，膵がん，また多発性骨髄腫や悪性リンパ腫など血液悪性腫瘍に合併した症例も報告があります．

　本症例では，その後の精査の結果，大腸癌が見つかりました．

🔥 治療のポイント

　後天性血友病の治療は，止血とインヒビターの産生抑制です．

　止血は，軽症であればデスモプレシンを用います．活動性の出血に対しては，第Ⅷ因子を迂回するために，活性型第Ⅶ因子製剤あるいは活性型プロトロンビン複合体製剤を用います．

　また，インヒビター産生抑制のために，ステロイド，免疫抑制薬を投与します．プレドニゾロン1 mg/kgが推奨されますが，難治例など場合によりシクロホスファミド50〜100 mgを併用します．

von Willebrand 病（忘れてはならない遺伝性出血性疾患）

🔥 von Willebrand 病とは？

　von Willebrand病（vWD）は von Willebrand因子（vWF）の量的あるいは質的な異常によっておきる常染色体遺伝性（多くは優性遺伝）の疾患です．血友病について多い遺伝性出血性疾患であり，男女ともに発症します．

　平成27年度の血液凝固異常症全国調査によると1,177例の存命患者が報告されていますが，軽症〜無症状の患者はもっと多いと考えられます．

　vWFは，循環血液中で第Ⅷ因子と結合しており，第Ⅷ因子を安定化させてい

ます．トロンビンの作用により第Ⅷ因子が分離すると第Ⅷ因子は活性化します．また，vWF は，血管内皮が傷害を受けて，コラーゲンが露出したところに付着して，血小板の粘着と凝集を誘引する凝固因子です（第 19 話参照）．

vWD の症状は，皮下出血，鼻出血，歯肉出血，月経過多などです．抜歯後の出血が長引く，出産後の出血が止まらない，外科手術の際の止血困難などで見つかることもあります．血友病でみられる関節内出血や筋肉内出血は稀です．

🔥 病型

vWD には大きく 3 つのサブタイプがあります．
- タイプ 1 は，vWF の産生低下によるもので，最も頻度が高い病型です．症状は軽いことが多いのですが，重篤な出血をきたす場合もあります．
- タイプ 2 は，vWF の質的異常によるもので，vWF 活性が低下します．2A，2B，2M，2N の 4 つの型があります．症状は中等度です．
- タイプ 3 は，vWF の完全欠損であり，出血症状は重篤です．第Ⅷ因子も数％まで低下していることが多いため関節内出血や筋肉内出血も認めます．

🔥 診断のポイント

診断は，出血時間の延長（軽症では延長しないこともある），APTT 延長（vWD では第Ⅷ因子の減少も伴うためですが，軽症例では正常値のこともあります），vWF 抗原量（vWF：Ag）低下，vWF 活性（リストセチンコファクター vWF：RCo）低下，vWF マルチマー解析（タイプ 2A，2B では異常パターンを示し，タイプ 3 ではマルチマーそのものを認めない），リストセチン惹起血小板凝集能検査などにより行います．

注意すべきこととして，ABO 血液型で O 型の人は，他の血液型に比べて vWF が 30％程度低いことが知られています．タイプ 1 の vWD との鑑別で重要です．

🔥 治療のポイント

治療は，第Ⅷ因子/vWF 複合製剤あるいは遺伝子組換え vWF 製剤による補充と，体内にプールされている vWF を一時的に放出させる働きのあるデスモプレシンが用いられます．デスモプレシンはタイプ 1 の vWD に効果的ですが，タイプ 2A，2M，2N でも有効です．完全欠損型のタイプ 3 では無効です．

通常，デスモプレシン 0.4 μg/kg を生理食塩水 20 mL に希釈し，10〜20 分かけ

て緩徐に静脈内投与します.投与後30分～1時間でvWF活性は8倍程度に増加します.しかし,反復投与すると枯渇を招くので長時間の止血効果を期待する場合には不向きです.

文献

1) 日本血栓止血学会インヒビターのない血友病患者に対する止血治療ガイドライン作成委員会:インヒビターのない血友病患者に対する止血治療ガイドライン:2013年改訂版.日本血栓止血学会誌 24(6):619-639,2013
2) 日本血栓止血学会インヒビター保有先天性血友病患者に対する止血治療ガイドライン作成委員会:インヒビター保有先天性血友病患者に対する止血治療ガイドライン:2013年改訂版.日本血栓止血学会誌 24(6):640-658,2013
3) 後天性血友病A診療ガイドライン作成委員会:後天性血友病A診療ガイドライン.日本血栓止血学会血栓止血学会誌 22(5):295-322,2011
4) Greer JP, et al : Hemostasis, Part II The normal hematologic system. Wintrobe's Clinical Hematology 13th ed, LWW, 2013
5) Franchini M, et al : Acquired haemophilia A : A 2013 update. Thromb Haemost 110(6) : 1114-1120, 2013 (PMID 24008306)
6) 血液凝固異常症全国調査運営委員会:血液凝固異常症全国調査 平成27年度報告書.公益財団法人エイズ予防財団,2018年3月発行
7) Laffan MA, et al : The diagnosis and management of von Willebrand disease : A United Kingdom Haemophilia Centre Doctors Organization guideline approved by the British Committee for Standards in Haematology. Br J Haematol 167(4) : 453-465, 2014 (PMID 25113304)

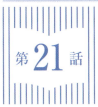

第21話 DIC！

播種性血管内凝固症候群（disseminated intravascular coagulation：DIC）．おそらく誰もが経験する危機的状況です．決して見逃すことなく，早期に適切かつ迅速な対応を行うことが必要です．
　代表的なDICの症例を通して一緒に考えてみましょう．

 敗血症からの凝固異常

患者　32歳，女性．
現病歴　夕方から急に悪寒があり発熱．その後，腹痛と嘔吐が出現．めまいも出てきたために救急要請した．
既往歴　生来健康で，特記すべき既往歴なし．常用している薬もない．
喫煙歴・飲酒歴　喫煙歴なし，飲酒は機会飲酒のみ．
身体所見　体温 40.2℃，血圧 70/51 mmHg，心拍数 125 回/分，呼吸数 24 回/分，身長 162 cm，体重 57 kg．
全身状態　不良，意識レベルやや低下〔JCS（Japan Coma Scale）1〕．眼瞼結膜貧血なし．咽頭発赤なし，扁桃発赤腫脹なし．腹部全体に圧痛あり，腸音減弱．胸部：聴診所見なし．心音：S1→S2→S3（−），S4（−）．四肢：皮疹なし，浮腫なし．

↓

ショックバイタルです．高熱と血圧低下，頻脈と頻呼吸を認めます．
　細胞外液の補液を開始し，急いで血液培養および各種検体を採取．胸腹部X線検査を含め，全身の精査を行いました．

↓

胸部X線検査では異常なし，腹部X線検査では消化管ガス貯留と拡張を認めます．

検査所見　WBC 3,600/μL（Band 10%，Seg 35%，Mono 5%，Lymph 50%），RBC 450万/μL，Ht 40.0%，Hb 11.1 g/dL，PLT 8.5万/μL，RET 2.5%．TP 6.2 g/dL，Alb 3.1 g/dL，AST 65 IU/L，ALT 95 IU/L，LDH 685 IU/L，CK 585 IU/L，BUN 11 mg/dL，Cr 0.8 mg/dL，UA 6.3 mg/dL，Na

141 mEq/L，K 3.8 mEq/L，Cl 105 mEq/L，
PT 17.5 秒，PT-INR 1.46，APTT 52.7 秒，フィブリノゲン 585 mg/dL，
FDP 82.0 μg/mL，ATⅢ 62.5%．

⬇

白血球減少，血小板減少，著明な凝固異常を認めます．生化学データからは肝機能障害と筋崩壊が疑われます．さて，何が起きているのでしょうか？

⬇

現病歴と身体所見から，敗血症性のショックを考えます．
また，凝固異常からDICを疑いますので，各種スコアを使って診断を試みます．

厚生労働省 DIC スコア
Ⅰ．基礎疾患なし0点，Ⅱ．臓器症状あり1点，Ⅲ．検査成績：FDP ≧40 μg/mL で3点，血小板 12万～8万/μL なので1点，フィブリノゲン >150 μg/mL で0点，PT-INR 比 1.25～1.67 で1点．
⇒6点(白血病その他に該当しないため DIC の疑いと判定)

急性期 DIC スコア
SIRS(systemic inflammatory response syndrome，全身性炎症反応症候群)診断基準を検討し，体温 >38℃，心拍数 >90 回/分，呼吸数 >20 回/分，白血球数 <4,000/μL により SIRS 4 なのでスコア1，血小板≧8万/μL でスコア1，PT-INR ≧1.2 でスコア1，FDP ≧25 μg/mL でスコア3．
⇒6点(4点以上で DIC と判定)

ISTH overt DIC 診断基準
血小板数<10万/μL でスコア1，FDP 著明増加でスコア3，PT 延長 3～6秒でスコア1，フィブリノゲン >100 μg/mL でスコア0．
⇒5点(5点以上で overt DIC と判定)

⬇

このように，用いるスコアにより微妙な差があります．この症例では敗血症が基礎にあると思われるため，今回は感染症に伴う DIC 判定に定評のある急性期 DIC スコアを採用することにして DIC と判定しました．

⬇

ただちに，広域抗菌薬投与とともにトロンボモデュリンの投与とATⅢ製剤による補充療法を開始しました．

翌日，TAT（トロンビン-アンチトロンビン複合体）20 ng/mLで著明増加，PIC（プラスミン-$α_2$プラスミンインヒビター複合体）1.1 μg/mLで軽度増加であるとの結果が返ってきました．
また，血液培養からA群 $β$-*Streptococcus* が検出されました．

診断 線溶抑制型DICを伴う劇症型溶血性連鎖球菌感染症

その後，患者はショック状態から離脱し，凝固異常も改善，約2週間の治療を経て無事退院することができました．

🔥 診断のポイント

国際血栓止血学会の定義によると，DICとはさまざまな原因により全身性の凝固が亢進する後天性の症候群で，微小血管傷害を引き起こすとともに，その傷害がDICの原因ともなる，また，時に臓器機能障害をきたすものであるとされています．

さまざまな病態が知られていますが，①線溶抑制型，②線溶均衡型，③線溶亢進型の3つの病型に集約されます．

①線溶抑制型（凝固優位型）（図 21-1）

凝固が亢進して線溶が抑制されるタイプのDICです．代表的な原因として敗血症が有名です．敗血症によるリポポリサッカライド（LPS）や炎症性サイトカイン産生亢進などにより血管内皮および単球・マクロファージの組織因子（TF）産生が亢進し，凝固カスケードが活性化します．同時に血管内皮のトロンボモデュリン発現が抑制され，血管内皮障害の原因となります．また，プラスミノゲンアクチベーター（PA）インヒビターが著明に増加するため線溶は抑制されます．これにより，全身性の血管内凝固が促進されます．　p.258〜259 写真32, 33

②線溶均衡型（中間型）

凝固亢進と線溶亢進の中間的なDICです．凝固が亢進していると同時に線溶

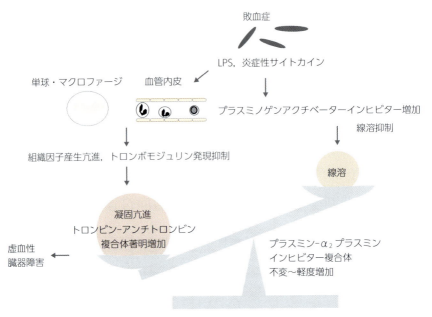

図 21-1　線溶抑制型 DIC の発症メカニズム

も亢進しているため，血栓症状や出血症状が出にくいことがあります．初期には血栓症状をきたすこともあり，進行すると凝固因子が消費され出血傾向が顕在化することがあります．固形癌でみられることがあります．

③線溶亢進型(線溶優位型)（図 21-2）

　線溶亢進型 DIC では，凝固に伴う線溶の亢進とは異なり，直接的に線溶を亢進させる機序によって起きることが知られています．肺癌や前立腺癌，悪性黒色腫などの一部の腫瘍ではプラスミノゲンアクチベーターを産生し，線溶の活性が亢進します．また，急性前骨髄性白血病では，AnnexinⅡの過剰発現によりプラスミノゲンアクチベーターによるプラスミノゲンの活性化が促進され，線溶が亢進します．

　これらのメカニズムによって引き起こされる DIC では出血傾向が顕著ですが，血栓による臓器障害はほとんどないのが特徴です．

　DIC は対応が遅れると時に致命的な転帰をたどります．よって，これら 3 つの DIC 病型を適切に鑑別し，速やかに対応することが大切です．

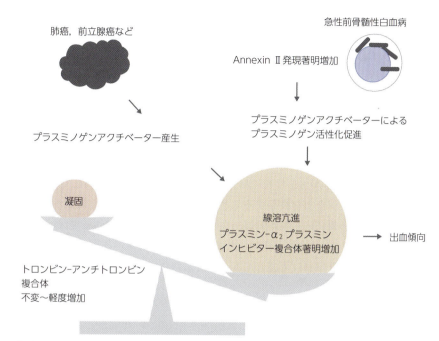

図 21-2　線溶亢進型 DIC の発症メカニズム

　しかし，DIC の早期診断は容易ではありません．そこで，「厚生労働省 DIC スコア」「ISTH overt DIC 診断基準」「急性期 DIC スコア」など各種の DIC スコアが開発されています．しかし，症例で示したように，これらのスコアのみで確実に DIC を診断することは困難です．あくまで治療開始判断のためのツールであると認識したほうがよさそうです（p.169〜170，表 21-1〜21-3 に各種スコアを示します）．

　近年，従来の DIC 基準の弱点を踏まえて，新しい基準が作成されています[6]．基礎疾患によって，「造血障害型」「感染症型」それ以外の「基本型」の 3 つの基準を適用するものです．

　産科 DIC については，急速な経過をたどり迅速な治療開始が求められるため，臨床症状，所見を中心にスコア化できる産科 DIC スコア[7]が広く用いられています．

🔴 治療のポイント

　DIC の治療はエビデンスに乏しく，特に欧米では基礎疾患の治療以外は，あまり行われていません．しかし，わが国ではガベキサートメシル酸塩（GM），ナファモスタットメシル酸塩（NM），リコンビナントトロンボモデュリン（rTM）などが保険適応を取得しており，DIC の病型に沿って適切に使用することにより，病態や予後を改善させる可能性があります．

　今回紹介した症例のように，線溶抑制型で凝固が亢進して臓器障害が出現するタイプでは，ATⅢ≧70％を目安に補充療法を行い，抗凝固療法として rTM あるいは低分子ヘパリンなどを投与することが推奨されます．また，出血が著明な線溶亢進型では，必要に応じて新鮮凍結血漿や血小板の輸血を行い，抗線溶作用をもつ GM または NM の投与が推奨されます．rTM も抗線溶作用が期待されるため，著明な出血がなければ考慮してもよいと思われます．

文献

1) 日本血栓止血学会学術標準委員会 DIC 部会：科学的根拠に基づいた感染症に伴う DIC 治療のエキスパートコンセンサス．日本血栓止血学会誌 20(1)：77-113, 2009
2) 日本血栓止血学会学術標準化委員会 DIC 部会ガイドライン作成委員会：科学的根拠に基づいた感染症に伴う DIC 治療のエキスパートコンセンサスの追補．日本血栓止血学会誌 25(1)：123-125, 2014
3) Taylor FB Jr, et al：Towards definition, clinical and laboratory criteria, and a scoring system for disseminated intravascular coagulation. Thromb Haemost 86(5)：1327-1330, 2001 (PMID 11816725)
4) Menell JS, et al：Annexin II and bleeding in acute promyelocytic leukemia. N Engl J Med 340(13)：994-1004, 1999 (PMID 10099141)
5) Vincent JL, et al：A randomized, double-blind, placebo-controlled, Phase 2b study to evaluate the safety and efficacy of recombinant human soluble thrombomodulin, ART-123, in patients with sepsis and suspected disseminated intravascular coagulation. Crit Care Med 41(9)：2069-2079, 2013 (PMID 23979365)
6) 日本血栓止血学会 DIC 診断基準作成委員会：DIC 診断基準暫定案．日本血栓止血学会誌 25(5)：629-646, 2014
7) 真木正博，他：産科 DIC スコア．産婦治療 50(1)：119-124, 1985

資料①：各種 DIC スコア

各種 DIC スコアを表 21-1〜3 に示す．

表 21-1　厚生労働省 DIC スコア*

スコア		0点	1点	2点	3点
Ⅰ 基礎疾患		なし	あり		
Ⅱ 臨床症状	出血症状	なし	あり		
	臓器症状	なし	あり		
Ⅲ 検査成績	FDP（μg/mL）	10>	10≦ <20	20≦ <40	40≦
	血小板（/μL）	12万<	8万< ≦12万	5万< ≦8万	5万≧
	フィブリノゲン（μg/mL）	150<	150≧ >100	100≧	
	PT-INR	1.25>	1.25≦ <1.67	1.67≦	

1) 白血病および類縁疾患，再生不良性貧血，抗腫瘍薬投与後など高度の血小板減少をみる場合は，血小板数および出血症状の項は 0 点とする．
 　4 点以上：DIC，3 点：DIC 疑い，2 点以下：DIC の可能性は少ない．
2) 白血病その他，1) に該当しない疾患．7 点以上：DIC，6 点：DIC の疑い，5 点以下では DIC の可能性は少ない．
* 新生児，産科領域の DIC の診断には適用しない

表 21-2　ISTH overt DIC 診断基準

DIC スコア	0点	1点	2点	3点
血小板数（/μL）	≧10万	<10万	<5万	
フィブリン関連産物			中等度増加	著明増加
PT 延長（秒）	<3	3≦ ≦6	>6	
フィブリノゲン（mg/mL）	≧100	<100		

1) リスク評価
　Overt DIC に関連するとされている基礎疾患があるか？　あれば 2) に進む，なければこの基準は使用しない．
2) 一般止血検査
　血小板，PT，フィブリノゲン，フィブリン関連産物（可溶性フィブリンモノマー，フィブリン分解産物）
3) 評価
　スコア合計 ≧5　Overt DIC，毎日評価．
　スコア合計 <5　Non-overt DIC が疑われる．1〜2 日以内に再評価．

表 21-3 急性期 DIC 診断基準

スコア	0	1	2	3
SIRS*	0〜2	≧3		
血小板(/μL)	≧12万	12万＞　≧8万または24時間以内に30%以上の減少		8万＞または24時間以内に50%以上の減少
PT比	＜1.2	≧1.2		
FDP(μg/mL)	＜10	25＞　≧10		≧25

4点以上でDIC.
*SIRS 診断基準：体温＞38℃あるいは＜36℃，心拍数＞90回/分，呼吸数＞20回/分あるいは PaCO₂＜32 mmHg，白血球数＞12,000/μL あるいは＜4,000/μL，あるいは幼若球数＞10%.

資料②：トロンボモデュリンの働き(図 21-3)

①トロンビンと結合し抗凝固作用．②抗炎症作用．③プロテインCの活性化による抗凝固作用．④ TFA I(thrombin-activatable fibrinolysis inhibitor；トロンビン・アクチベータブル フィブリノリシス インヒビター)の活性化による抗線溶作用．

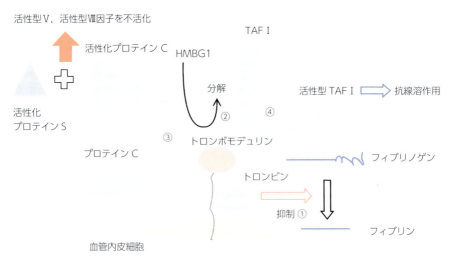

図 21-3　トロンボモデュリンの働き

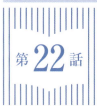

第22話 意外に多い？ 血栓症

　日本人に血栓症は少ないのでしょうか？　たしかに，欧米人に比較すると，深部静脈血栓症の頻度は低いことが知られています．しかし，鑑別診断から勝手に除外してはいけません．見逃してはならない「先天性凝固異常」について考えてみましょう．

 左下肢の浮腫と咳

- **患者** 52歳，男性．
- **主訴** 咳が続く．
- **現病歴** 1カ月前から左下腿に違和感があり，筋肉痛のような痛みがあった．3週間前から咳が出現して，なかなか治らない．1週間前から左足背の浮腫みに気づいたため来院．
- **既往歴** 生来健康で，特記すべき既往歴なし．常用している薬もない．
  煙草（20本/日×10年，20年前に禁煙），飲酒（ビール500 mL×週1〜2日）．
- **身体所見** 体温36.9℃，血圧139/78 mmHg，心拍数71回/分，呼吸数23回/分．身長172 cm，体重65 kg．
  全身状態普通．意識障害なし．眼瞼結膜貧血，咽頭発赤，扁桃発赤・腫脹いずれもなし．
  胸部：聴診所見なし．心音Ⅰ音→Ⅱp音亢進→S3（−），S4（−）．腹部：所見なし．四肢：左下腿浮腫中等度あり．

⬇

　○さて何が起きているのでしょうか？　検査をしてみます．

- **血液検査所見** WBC 7,200/μL, RBC 506万/μL, Hb 15.4 g/dL, Ht 44.3%, PLT 22.3万/μL．
  PT 11.7秒，APTT 33.4秒，フィブリノゲン 291 mg/dL, D-dimer 20.3 μg/mL．
  血液ガス：pH 7.41, PCO_2 34.0 mmHg, PO_2 78.5 mmHg, HCO_3^- 22.3 mmol/L, SpO_2 97.2%．

胸部X線・心電図　異常なし．

⬇

①長時間続く咳嗽，②左優位の下腿浮腫，③血液ガスで酸素・二酸化炭素分圧の軽度低下．

以上の3つから肺塞栓を疑い，造影CTを撮影したところ，両側の肺動脈に血栓を認めました（図22-1）．また，左大腿静脈にも血栓が確認されました．

診断 》》肺動脈血栓症および深部静脈血栓症

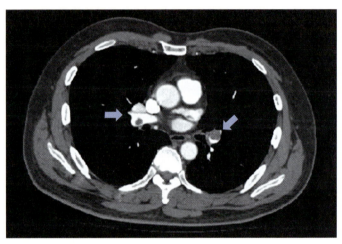

図22-1　造影CT所見
矢印は，肺動脈の血栓をさす．

⬇

さて，"これにて一件落着"でよいでしょうか？　52歳とはいえ健康で，背景のリスク要因に乏しい人が，いきなり血栓症を起こすでしょうか．念のため，血栓形成傾向について調べてみることにしました．

　ループスアンチコアグラント定量：基準値以下
　プロテインC活性値：92%
　プロテインS活性値：35%
　アンチトロンビンⅢ活性値：98%

⬇

プロテインSの活性値が著明に減少していることがわかりました．

表 22-1　血栓塞栓症の危険因子

先天性要因	後天性要因
・高ホモシステイン血症 ・プロテインS欠乏症 　（日本人 1.8%） ・プロテインC欠乏症 　（日本人 0.16%） ・アンチトロンビンⅢ欠乏症 　（日本人 0.18%） ・第Ⅴ因子 Leiden 変異 　（日本人の報告はない） ・プロトロンビン G20210A 異常 　（日本人の報告はない）	・長期臥床 ・脱水 ・妊娠 ・外傷・骨折 ・全身麻酔手術 ・中心静脈カテーテル ・心房細動 ・人工弁・人工血管 ・喫煙 ・糖尿病 ・動脈硬化症 ・悪性腫瘍 ・過粘稠症候群 ・抗リン脂質抗体 ・ネフローゼ症候群 ・薬物：エストロゲン製剤，経口避妊薬，サリドマイド，など

診断 》》プロテインS欠乏症

🩸 診断のポイント：実は稀ではない日本人の先天性プロテインS欠乏症

　まず，血栓塞栓症の危険因子を考えます（表22-1）[1]．後天性と先天性の因子に分けて考えると，後天性の要因には「長期臥床」「脱水」「妊娠」「肥満」「各種手術」「中心静脈カテーテル」「悪性腫瘍」「抗リン脂質抗体」などが挙げられます．先天性の要因には「高ホモシステイン血症」「アンチトロンビン（AT）Ⅲ欠乏症」「プロテインS欠乏症」「プロテインC欠乏症」などが挙がります．欧米人では，「プロトロンビン G20210A 異常」「第Ⅴ因子 Leiden 変異」の2つが高頻度の素因ですが，日本人での報告はありません．

・血が固りにくくなるメカニズム

　プロテインCとSの働きについて，図22-2で概説しました．プロテインSは，トロンボモデュリンにより活性化されたプロテインCの補助因子として働き，活性型第Ⅴ因子や活性型第Ⅷ因子の働きを抑制します．活性型プロテインCは，プラスミノゲンアクチベータインヒビターの働きを抑制するため，線溶促

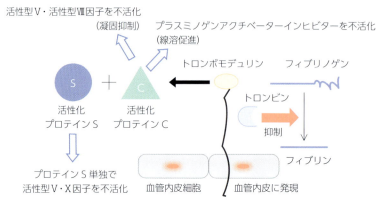

図 22-2 プロテインCとSの機能

進作用もあります．また，プロテインSは，単独でも第ⅤおよびⅩ因子の働きを抑制する働きがあります．

プロテインSは，全体の60％くらいが補体制御蛋白と結合しており，残りの40％が活性をもつ遊離型として存在します．「プロテインS欠乏症」は，次の3つのタイプに分けられます．①Ⅰ型は総抗原量の低下，②Ⅱ型では総抗原量は低下せず，活性が低下，③Ⅲ型は遊離型の抗原量が低下します．どのタイプにも共通して，プロテインS活性の低下を認めます[3]．

・日本人の1.8％がプロテインS欠乏の素因をもつ

日本人では，欧米人に比して先天性プロテインS欠乏症の頻度が高いといわれています．常染色体優性遺伝で，約1.8％の頻度といわれており，大部分がヘテロ接合型です．「プロテインS徳島」はなかでも有名な遺伝子多型で，抗原量は正常範囲ですが活性値は低下します[4]．

プロテインS欠乏症の素因をもつ人でも，成人になるまで血栓症を起こさない場合が少なくありません．

この機会に，ぜひ覚えておきたいことは，「プロテインS欠乏症の素因をもつ日本人は1.8％であり，かなり多い！」ということです．

🔥治療のポイント：急性期のワルファリン投与は慎重に

急性期は，ウロキナーゼによる血栓溶解療法や，ヘパリンによる抗凝固療法が

行われます．慢性期には，ヘパリン皮下注射，あるいはワルファリン経口投与を行います．しかし，プロテインSとCはビタミンK依存性蛋白ですので，急性期にワルファリンの投与をいきなり始めると，急激なプロテインSの活性低下をきたして血栓が増悪することがあります．ワルファリンの投与の際には，慎重に開始する必要があります．

　リバーロキサバンなどの新規抗凝固薬（NOAC）もワルファリンと同等の効果がありますが，まだ十分なエビデンスの蓄積はありません．

文献

1) 日本循環器学会，他：肺血栓塞栓症および深部静脈血栓症の診断，治療，予防に関するガイドライン（2009年改訂版）．2009．http://www.j-circ.or.jp/guideline/pdf/JCS2009_andoh_h.pdf
2) 大賀正一，他：新生児血栓症（プロテインC，プロテインS及びアンチトロンビン異常症）の効果的診断法と治療管理法の確率に関する研究　平成23年度総括・分担研究報告書．厚生労働科学研究費補助金難治性疾患克服事業，2012
3) 中山亨之，他：プロテインS欠乏症．日血栓止血会誌 12(3)：235-239, 2001
4) Hayashi T, et al：Protein S Tokushima；abnormal molecule with a substitution of Glu for Lys-155 in the second epidermal growth factor-like domain of Protein S. Blood 83(3)：683-690, 1994 (PMID 8298131)

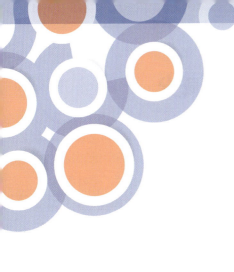
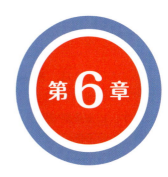

第6章

感染症と血液

血液には，好中球，単球，Tリンパ球，Bリンパ球，NK細胞，補体など，外敵から身を護るための重要な細胞や蛋白が含まれています．血液疾患の患者さんでは，これらの細胞が減ってしまったり，機能が低下したりして，細菌や真菌，ウイルスに対する抵抗力が著しく低下することがあります．

この章では，感染に対する免疫低下のメカニズムと免疫不全での感染症への対応を一緒に考えてみたいと思います．

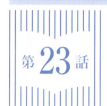

第23話 発熱性好中球減少

　日本人の2人に1人は，悪性腫瘍に罹患するといわれています．そのなかで，悪性リンパ腫や白血病など「血液悪性腫瘍」の罹患率は30〜40人/10万人/年で増加の傾向です．日常診療で遭遇することも少なくありません．血液悪性腫瘍の予後は化学療法や分子標的療法の進歩により改善されつつありますが，その裏で治療関連合併症は未だに重大な課題となっています．

　今回は，原疾患と治療により引き起こされる免疫不全状態での感染症にフォーカスして考えてみましょう．

 化学療法中の微熱

- **患者** 72歳，男性．
- **主訴** 微熱．
- **現病歴** 半年前から頸部のリンパ節腫大があり，当院を受診．精査のため大学病院へ紹介したところ「悪性リンパ腫」と診断された．
  その後は，血液内科で化学療法を受けている．1週間前に5回目の化学療法を外来で受けて帰宅．体調はよかったが，昨夜から微熱が出現．今日は土曜日で大学病院は休診のため，かかりつけである当院を受診した．倦怠感あるも食欲あり．下痢なし．悪寒なし．
- **既往歴** 煙草20本/日×50年（昨年より禁煙）．慢性閉塞性肺疾患，悪性リンパ腫．ST合剤，プロトンポンプインヒビターを服用中．
- **身体所見** 体温37.3℃（腋窩），血圧135/85 mmHg，心拍数95回/分，呼吸数20回/分．身長165 cm，体重52 kg．
  眼瞼結膜貧血なし．咽頭発赤なし．扁桃発赤・腫脹なし．白苔なし．
  胸部：聴診所見なし．心音 S1→S2→S3(−)，S4(−)．腹部：肝脾腫なし．
  四肢：浮腫なし．リンパ節腫大なし．

↓

　化学療法の内容は「詳しく覚えていない」とのこと．しかし，以前送られてきた紹介状の返書には「R-CHOP療法を開始予定」と書かれていました．おそらく，先

週5回目のR-CHOPを施行されたと思われます.
　熱は微熱で,全身状態もそれほど悪くなさそうに見えますが,倦怠感があるとのこと.化学療法施行中なので,念のため血液検査を行うことにしました.

⬇

検査所見 WBC 800/μL(Neut 20%, Mono 10%, Lym 70%), RBC 430万/μL, Ht 41.0%, Hb 11.8 g/dL, MCV 95.3 fL, MCH 27.4 pg, MCHC 28.7 g/dL, PLT 9.5万/μL.
TP 6.5 g/dL, Alb 3.5 g/dL, BUN 15 g/dL, Cr 0.8 mg/dL, Na 141 mEq/L, K 4.4 mEq/L, Cl 101 mEq/L.

　検査所見より,白血球の著明な減少がみられます.機械読みでの好中球は20%,160/μLしかありません.感染のハイリスクであることが想定されます.しかし,体温は37.3℃ですので「微熱」です.いわゆる「発熱性好中球減少(FN:febrile neutropenia)」に当てはまるのでしょうか?

🔥 診断のポイント:体温は腋窩ではなく「口腔」で

　米国感染症学会(IDSA)の定義では,FNにおける発熱を以下の状態としています.

・発熱性好中球減少(FN)における発熱(IDSA)[1]
① 38.3℃以上の発熱,あるいは1時間以上持続する38.0℃以上の発熱
② 好中球<500/μL,あるいは48時間以内に好中球<500/μLとなることが予測される

　ただし,体温の測定は「口腔体温」が推奨されています.日本では腋窩で体温測定するのが普通ですが,深部体温を反映しにくいため,IDSAのガイドラインでは腋窩で測定すべきでない,としています.
　さらに,高齢者は体温が上がりにくい,ということも考慮しなければなりません.IDSAの長期療養施設における高齢者の発熱と感染症に関するガイドラインでは,「高齢者の発熱」を以下のように定義しています.

・高齢者の発熱(IDSA)[2]
① 口腔体温で1回でも37.8℃を超える,あるいは繰り返し37.2℃以上になる場合
② 平熱から1.1℃以上の上昇がある場合

　一般に,腋窩体温は,口腔体温より0.4〜0.7℃低いことが知られています.本

表 23-1 MASCC スコア
(The Multinational Association for Supportive Care in Cancer Risk-Index Score)

症状	点数
軽症状，あるいは無症状の発熱性好中球減少(FN)	5
低血圧がない(収縮期 ＞90 mmHg)	5
慢性閉塞性肺疾患がない	4
真菌感染の既往なし	4
補液を必要とする脱水がない	3
中程度の症状がある発熱性好中球減少(FN)	3
外来患者	3
年齢＜60 歳	2

20 点以下：高リスク症例，21 点以上：低リスク症例
Klastersky J, et al : The Multinational Association for Supportive Care in Cancer risk index ; A multinational scoring system for identifying low-risk febrile neutropenic cancer patients. J Clin Oncol 18(16) : 3038-3051, 2000(PMID 10944139)

症例は腋窩体温が 37.3℃ですので，口腔体温は 37.7〜38.0℃ に相当します．実際に，本症例の口腔体温を測定したところ，37.9℃ でした．
好中球減少状態での発熱として，FN と診断することが妥当と思われます．

診断 》》発熱性好中球減少(FN)

♦治療のポイント：重症化のリスクは高いか低いか

さて，この患者さんの治療は，どのようにすればよいでしょうか？
大学病院へ救急搬送すべきでしょうか？ それとも，外来ベースで経口抗菌薬による治療が妥当でしょうか？
・MASCC スコア≦20 点
ひとつの判断基準として，「MASCC スコア」があります(表 23-1)[3]．MASCC スコアの合計点 ≧21 点は低リスクの FN と考えられ，経口抗菌薬または経静脈的抗菌薬による経験的治療の適応になります．本症例では，慢性閉塞性肺疾患が

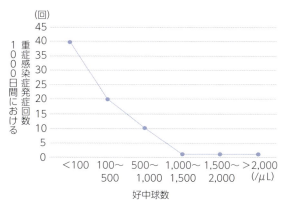

図 23-1　好中球数と重症感染症発症
Bodey GP, et al : Quantitative relationships between circulating leukocytes and infection in patients with acute leukemia. Ann Intern Med 64(2) : 328-340, 1966 (PMID 5216294)

あり，MASCC スコアの合計は20点です．FN の高リスク患者と考えられ重症化の可能性があります．

・7日以上の好中球減少

Bodey らは1966年，好中球＜500/μL となると，重症感染症の発症頻度が1,000日間で20回以上になることを報告しています（図 23-1）[4]．本症例の好中球数は200/μL 以下であり，この状態がしばらく続くと重症感染症を発症する可能性が高いと考えます．IDSA ガイドラインでは，一般に「7日以上の好中球減少」は高リスクとしています．好中球減少期間を短縮するために，G-CSF の投与が必要と思われます．

・リツキシマブおよび 700 mg を超えるプレドニゾロンの投与

R-CHOP 療法で用いられるリツキシマブは，B リンパ球の表面抗原である CD20 を標的にしたモノクローナル抗体で，悪性リンパ腫細胞のみならず，正常 B リンパ球も障害を受けます．そのため，γグロブリンが減少することがあり，細菌感染に対するオプソニン効果の減弱，ウイルス感染のリスク増加などが問題になります．

また，本症例は R-CHOP 療法が過去5回行われており，プレドニゾロンの総投与量は 1,500 mg を超えています．総投与量 700 mg を超えるプレドニゾロン投与は，真菌やウイルスによる感染症発症の高リスクと考えられています．

免疫抑制状態においては，感染症の症状が発現しにくく，症状出現までに時間

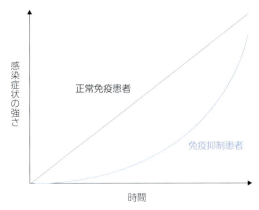

図 23-2　免疫抑制患者における感染症状発現までのタイムラグ

がかかることが知られています．よって，症状出現時には，すでに重症化している可能性があります（図 23-2）．

以上により，本症例は重症感染症に進展するリスクが高いと判断し，専門医療機関での入院加療が必要と考えられます．

治療 》》専門医療機関での入院加療

文献

1) Freifeld AG, et al：Clinical practice guideline for the use of antimicrobial agents in neutropenic patients with cancer：2010 update by the Infectious Diseases Society of America. Clin Infect Dis 52(4)：e56-93, 2011(PMID 21258094)
2) High KP, et al：Clinical practice guideline for the evaluation of fever and infection in older adult residents of long-term care facilities：2008 Update by the Infectious Diseases Society of America. Clin Infect Dis 48(2)：149-171, 2009(PMID 19072244)
3) Klastersky J, et al：The Multinational Association for Supportive Care in Cancer risk Index；A multinational scoring system for identifying low-risk febrile neutropenic cancer patients. J Clin Oncol 18(16)：3038-3051, 2000(PMID 10944139)
4) Bodey GP, et al：Quantitative relationships between circulating leukocytes and infection in patients with acute leukemia. Ann Intern Med 64(2)：328-340, 1966(PMID 5216294)

第24話 免疫不全と感染症

　ヒトの免疫機能は,「液性免疫」と「細胞性免疫」の2つに大別され,どちらも血液細胞が重要な役割を担っています.血液疾患では,血球の量的あるいは質的な異常により,免疫機能も異常をきたすことが知られています.今回は,血液疾患と感染症の関係について考えてみます.

 多発性骨髄腫,悪寒と呼吸困難

- **患者** 68歳,男性.
- **主訴** 発熱.
- **現病歴** 昨日まではいつもと変わりなく過ごしていたが,夜になって倦怠感が出現.なんとなく調子が悪いので早めに就寝した.本日の早朝,急に悪寒が始まり体温を測ると39℃だった.呼吸も苦しくなってきたため,救急車を要請し来院.
- **既往歴** 2年前に多発性骨髄腫(Bence Jones protein κ型)を発症.ボルテゾミブ-デキサメタゾン療法を9コース行い,部分寛解に到達.現在は,レナリドミドによる治療を継続中.喫煙10本/日(20～58歳まで20本/日,しばらく禁煙していたが,化学療法終了後から再開している).禁酒中(以前はビール500 mL 週2～3回).
- **身体所見** 体温38.9℃,血圧95/65 mmHg,脈拍数113回/分,呼吸数28回/分.SpO_2 92%.身長169 cm,体重54 kg.
全身状態:普通.意識障害なし.眼瞼結膜貧血,咽頭発赤,扁桃発赤・腫脹,いずれもなし.胸部:右肺野に吸気終末の雑音をわずかに聴取.心音Ⅰ音→Ⅱ音→S3(−),S4(−).腹部:腸音正常.肝脾腫なし.四肢:浮腫なし.リンパ節は触知しない.

↓

- 現病歴と既往歴からは,感染症を疑います.さて,病原体は何を考えますか?まずは血液・喀痰など各種培養検体を採取し,諸検査を進めます.
- **検査所見** WBC 4,100/μL(Stab 25%,Seg 45%,Mono 7%,Lym 23%),RBC 448万/μL,Ht 40.5%,Hb 11.8 g/dL,MCV 90.4 fL,MCH 26.3 pg,MCHC

29.1%，PLT 25.7万/μL，Ret 2.8%．
TP 5.5 g/dL，Alb 3.9 g/dL，AST 28.0 IU/L，ALT 31.0 IU/L，LDH 225.0 IU/L．
BUN 26.0 mg/dL，Cr 0.9 mg/dL，UA 5.7 mg/dL，Na 140.0 mEq/L，K 4.3 mEq/L，Cl 102.0 mEq/L，CRP 5.6 mg/dL．

胸部X線 右下肺野に浸潤影．

↓

○ここまでくると，肺炎を強く疑いますね．追加検査をしてみましょう．
尿中肺炎球菌膠原：陽性．
喀痰グラム染色：好中球による貪食を伴うグラム陽性双球菌（ランセット状）を認める（図24-1）．
尿中肺炎球菌膠原：陽性．
血清ガンマグロブリン値：IgG 380 mg/dL，IgA 50 mg/dL，IgM 20 mg/dL．

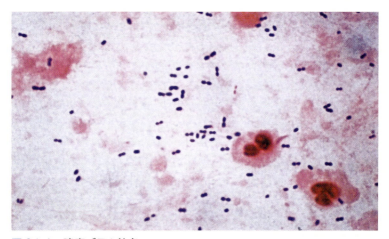

図24-1 喀痰グラム染色
好中球による貪食を伴うグラム陽性双球菌（ランセット状）を認める．

↓

　著明な低ガンマグロブリン血症を認めます．尿中抗原とグラム染色から肺炎球菌が強く疑われます．翌日，血液培養からグラム陽性連鎖球菌が検出され，*Streptococcus pneumoniae* と判明しました．

診断 》》低ガンマグロブリン血症に伴う肺炎球菌肺炎

🔥 診断のポイント：血液腫瘍とその治療が免疫不全の原因に

血液腫瘍では，疾患そのものによって好中球減少，リンパ球減少あるいは機能異常などが生じることが知られています．また，化学療法やモノクローナル抗体，ステロイドなどによっても，好中球・リンパ球の減少や機能低下をきたします（表24-1）．

・自然免疫の障害

自然免疫の重要な要素である好中球の減少は，発熱性好中球減少や肺炎など重篤な感染症の原因になります．また，化学療法による粘膜障害やカテーテル挿入は，皮膚・粘膜のバリアを破壊してしまうため，病原体の侵入門戸をつくってしまいます．

表24-1 血液腫瘍と免疫不全

カテゴリー		原因	感染症	誘因
自然免疫	食細胞減少	好中球減少，単球減少	敗血症，肺炎，発熱性好中球減少	急性白血病，化学療法による骨髄抑制
	バリア破壊	口腔粘膜・消化管粘膜障害	敗血症，頭頸部軟部組織炎，好中球減少性腸炎	化学療法剤，抗菌薬
		腸内細菌叢攪乱	下痢，発熱性好中球減少，好中球減少性腸炎	
		カテーテル挿入	カテーテル感染症	カテーテル挿入
獲得免疫	液性免疫	Bリンパ球減少 抗体産生不全	帯状疱疹，肺炎球菌・インフルエンザ桿菌・髄膜炎菌感染症	慢性リンパ性白血病，悪性リンパ腫，多発性骨髄腫，抗CD20モノクローナル抗体，フルダラビン，メトトレキサート，シクロホスファミド，ステロイド，慢性GVHD（移植片対宿主病）
	細胞性免疫	Tリンパ球減少	結核，非定型抗酸菌，サイトメガロウイルス感染症，帯状疱疹，ニューモシスティス，リステリア，アスペルギルス，カンジダ	HIV感染症，化学療法剤，ステロイド，シクロスポリン，タクロリムス
		Tリンパ球機能低下		ステロイド，シクロスポリン，タクロリムス

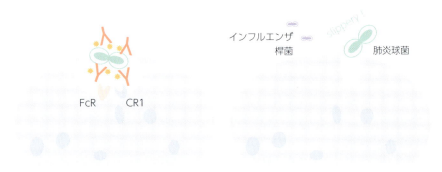

図 24-2　液性免疫不全によるオプソニン作用の減弱
肺炎球菌・インフルエンザ桿菌・髄膜炎菌などは，厚い莢膜により菌体成分を覆い隠している．
そのため，食細胞による貪食には，抗体と補体によるオプソニン化が必要である（左）．
しかし，液性免疫不全ではオプソニン作用が減弱するため，食細胞は厚い莢膜をもつ菌を捕捉できない
（右）．

・獲得免疫の障害

　獲得免疫である液性免疫と細胞性免疫も，血液腫瘍そのものと治療により影響を受けます．本症例のように，悪性リンパ腫をはじめとするB細胞性腫瘍では，正常なB細胞に乏しく，また化学療法剤や抗CD20モノクローナル抗体の使用により，正常な抗体産生が妨げられることがあります．そのため，各種のウイルス感染症，特に帯状疱疹ウイルスの再燃や，莢膜の厚い細菌に対するオプソニン効果の減弱による肺炎球菌・インフルエンザ桿菌・髄膜炎菌などの感染症が問題になります（図 24-2）．

　ステロイド・化学療法剤の投与は，Tリンパ球の減少や機能低下を引き起こし，細胞性免疫不全の原因となります．ニューモシスティス感染症や真菌感染のリスクが増加するため十分な注意と適切な予防が必要です．

🔴 治療のポイント：耐性菌を念頭に

　近年，肺炎球菌の薬剤耐性が問題になっており，ペニシリン系のみならずマクロライドに対しても耐性を示す菌も稀ではありません．そのため，感受性が判明するまでは広域抗生物質による治療が推奨されます[1]．

　また，本例のように免疫不全をもつ患者や高齢者においては，予防接種が重要です．しかし，もともとBリンパ球系の腫瘍である多発性骨髄腫において，通

常の肺炎球菌ワクチンが有効であるかは不明です．米国の予防接種諮問委員会では，無脾症患者に加え，臓器移植後や血液悪性腫瘍患者などの免疫不全患者に対して，13価肺炎球菌結合型ワクチンを接種したあとに23価肺炎球菌ポリサッカライドワクチンの接種を行うように推奨しています[2]．

文献

1) Mandell LA, et al：Infectious diseases society of America/American thoracic society consensus guidelines on the management of community-acquired pneumonia. Clin Infect Dis 44(S2)：S27-72, 2007(PMID 17278083)
2) Centers for Disease Control and Prevention(CDC)：Use of 13-valent pneumococcal conjugate vaccine and 23-valent pneumococcal polysaccharide vaccine for adults with immunocompromising conditions；recommendations of the Advisory Committee on Immunization Practices(ACIP). MMWR 160(40)：816-820, 2012(PMID 23051612)

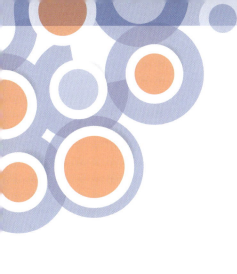
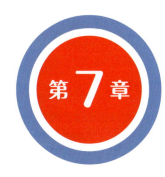

第7章

輸血の基本

血液内科だけでなく，他の内科専門領域や外科，救急の現場において，輸血は基本的な手技です．
この章では，輸血の基本知識と合併症について学んでいきたいと思います．

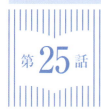

第25話 輸血とは？

🔥 輸血の歴史

　輸血の歴史は古くは古代ローマに遡ります．古代ローマ人は血液を生命の源と考え，コロッセオで剣闘士を戦わせ，流れた血を啜ったとの記録があります．

　1492年，ローマ教皇インノケンティウス8世が重病になった際，3名の若者の血液を死に至るまで搾り取り，これを飲ませています．

　1667年，フランスのDenysらは，4名の貧血患者に子羊の血液を輸血しました．当然ですが，重篤な溶血反応が出現し，そのうち1名は死亡しました．この事件はのちに裁判になったそうです．

　1827年，英国のBlundellは，十数名の産褥期患者の出血に対して，ヒト-ヒト輸血を行いました．これは，公式記録として人類最初の輸血療法の実施でしたが，当時はまだ血液型の概念はありませんでした．

　1900年，オーストリアのKarl LandsteinerはABO式血液型を発見し，その功績によりノーベル賞を授与されました．

　その後，さまざまな血液型が発見され，現在では数百の血液型が知られています．

🔥 輸血の原則

　安全な輸血のための鉄則は，何といっても「血液型を合わせること」です．
　ABO式血液型の異型輸血は，時に死に至る溶血反応が起きます（図25-1）．
　輸血歴や妊娠歴のある場合には，ABO型以外の不規則抗体が出現することがあります．稀ですが，不規則抗体によっても重篤な溶血反応が起きる可能性があります．輸血は，アナフィラキシーを起こす可能性があるため注意深い観察が必要です．
　また，輸血に関連した感染症はゼロにはなりません．必要に応じて輸血前後の感染症検査を行います．

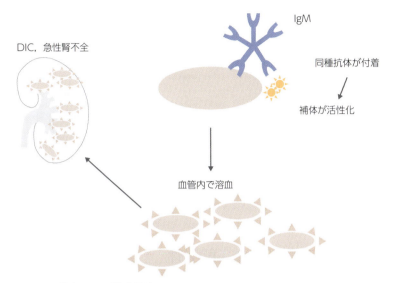

図 25-1 異型輸血による溶血反応
赤血球表面の血液型抗原に対する同種抗体（IgM，IgG）が結合します．特に IgM 抗体は，1 分子で補体を活性化する能力がありますので，赤血球は補体の活性化によって血管内で破壊されます．破壊された赤血球の残骸，遊離ヘモグロビンが DIC および急性腎障害をきたします．

以下の原則を肝に銘じて，輸血事故が起きないように注意しましょう．

1. 血液型を確実に検査するため，1 回ではなく，2 回の検査で確認します．
2. 不規則抗体のスクリーニングは輸血実施ごとあるいは頻回輸血の場合には週 1 回程度行います．
3. 輸血開始後 5 分間はベッドサイドで患者の状態を観察します．15 分後にもう一度観察しましょう．
4. HIV，B 型肝炎ウイルス，C 型肝炎ウイルスの感染症スクリーニングは輸血前と，輸血後 3 カ月を目安に行います．

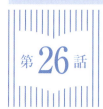

ヘモグロビン，いくつまで下がったら輸血する？

　誰しも，輸血が必要な患者さんを受け持ったことがあると思います．その際に，どのタイミングで輸血を行ったらよいか，悩んだことはありませんか？　血液製剤の使用指針に大まかな目安は書いてありますが，実際の患者さんは千差万別です．指針の通りにはいかないことも少なくありません．いや～，難しいですね．

 輸血が必要な高齢男性

- **患者** 76歳，男性．
- **主訴** 息切れ．
- **現病歴** 3年前から倦怠感あり，特に階段を昇る際に息切れがあったが，この数カ月で動悸や呼吸苦などの症状がつらくなり，歩行困難になった．かかりつけ医院で血液検査をしたところ，貧血が進んでおり，白血球と血小板の値も低いと言われた．
- **既往歴** 10年前に2型糖尿病と診断．経口血糖降下薬にて治療中．3年前に心筋梗塞で，当院CCUに入院した．
  煙草(20本/日×20年，3年前に禁煙)，飲酒(焼酎1～2合×3～4日/週)．
- **身体所見** 体温36.2℃，血圧138/88 mmHg，心拍数88回/分，呼吸数20回/分．
  身長168 cm・体重60 kg．全身状態良好．
  眼瞼結膜貧血，咽頭発赤，扁桃発赤腫脹，いずれもなし．
  胸部：肺雑音なし．心音S1→S2→S3(－)，S4(＋)．腹部：所見なし．四肢：皮疹なし．下腿浮腫中等度．
- **血液検査** WBC 2,300/μL(Band 5%，Seg 30%，Mono 3%，Lym 62%．好中球に偽Pelger-Huët異常，巨大血小板あり)，RBC 220万/μL，Ht 26.0%，MCV 118 fL，MCH 35.5 pg，MCHC 30 g/dL，Hb 7.8 g/dL，PLT 6.5万/μL，Ret 1.2%．
  ビタミンB_{12} 880 pg/mL，葉酸 9.0 ng/mL．
- **生化学検査** TP 7.5 g/dL，Alb 3.3 g/dL，AST 38 IU/L，ALT 40 IU/L，LDH 143 IU/L．

BUN 20.2 mg/dL, Cr 1.0 mg/dL, UA 7.0 mg/dL, Na 140 mEq/L, K 4.2 mEq/L, Cl 101 mEq/L, P 3.5 mg/dL, Ca 7.6 mg/dL, BNP 220 pg/mL.

胸部X線 CTR 58%

↓

汎血球減少があり，異形成を疑わせる血球もあるようなので，骨髄穿刺を実施しました．骨髄像では，骨髄過形成，好中球の顆粒脱失，偽 Pelger-Huët 異常，赤芽球の核異型，微小巨核球などの異形成を認めました．骨髄芽球は3%．アウエル小体はみられませんでした．

診断 慢性心不全を伴う骨髄異形成症候群（MDS-MLD，WHO 分類）

輸血のタイミングと Hb 目標値の設定

循環器系・呼吸器系の合併症がある場合の輸血の目安は中長期的には，脱メチル化薬による治療を検討してもよいと思われます．エリスロポエチン製剤も適応があります．

当面の課題として中等度の貧血による倦怠感と息切れを改善する必要があり，まずは輸血を検討することになりました．「血液製剤の使用指針」[1,2] に従うと，慢性貧血に対しては通常「Hb 7.0 g/dL」程度が，輸血を行う1つの目安になります．しかし，循環器系・呼吸器系の合併症がある場合には，目標 Hb は個々に設定されるとされています．

- 酸素運搬能の算出[3]

さて，この患者さんに適切な目標 Hb 値は，どれくらいでしょうか？

そもそも貧血の定義は「赤血球数あるいは Hb 値の量的減少により，組織への酸素運搬能が低下した状態」です．では，酸素運搬能はどのように算出すればよいでしょうか？

酸素運搬能(mL/分) ＝ Hb 値(g/L) × 1.35*(mL/g) × 心拍出量(L/分)

＊Hb 1 g に 1.35 mL の酸素を結合する

この患者さんのデータを当てはめてみましょう．ちなみに，3年前に心筋梗塞で入院した際に Swan-Ganz カテーテル検査を行っており，心拍出量は 4.5 L/分

でした．すなわち，酸素運搬能＝78×1.35×4.5＝474 mL/分となります．次に，
　末梢組織で消費される酸素量(mL/分)
　＝酸素運搬能(mL/分)×酸素抽出量(ER 20～30％)
ですので，ERは上限の30％として，474×0.3＝142 mL/分となります．
　一般に安静時の酸素消費量は3.5 mL/分/kg程度ですので，60 kgの患者さんでは3.5×60＝210 mL/分の酸素が消費される計算になります．Hb 7.8 g/dLにおいて，末梢組織で利用可能な酸素量が142 mL/分では，この患者さんの安静時酸素消費量に足りないことがわかります．
　よって，足りない分は心拍出量を上げて代償するしかありません．計算上，心拍出量を約48％増やす必要があります．動悸や呼吸苦，歩行困難などの症状が出るのは，当然であることが理解できます．

・目標Hb値の求め方
　ここで，安静時代謝レベルに必要なHb値を計算してみましょう．
　目標Hb値
　＝安静時酸素消費量(210 mL/分)÷ER(0.3)÷心拍出量(4.5 L/分)÷1.35
　＝115 g/L
　＝11.5 g/dL
となります．

> **治療** 心負荷に配慮しつつ，数日以上かけてHb 11～12 g/dL程度まで輸血を実施．同時に，エリスロポエチン製剤を開始した．

　この症例のように，初めから心拍出量の検査値がわかっている患者さんは稀ですが，心臓超音波検査などから，ある程度の心機能は推定できそうです．実際には，貧血のタイプ(急性/慢性)，患者さんの日常生活における活動量，心肺疾患の既往歴など，個別の患者さんの状態に合わせ，どの時点で症状が出てくるのかを見極めてHb目標値と輸血のタイミングを設定することになります．

🔥 輸血の適正化のために

目標値に対する必要輸血量の算出方法を紹介します．

1. 赤血球輸血

予測 Hb 上昇値(g/dL) = 輸血 Hb 量[*1](g) / 循環血液量[*2]

[*1] RBC 1 U (400 mL 由来) に含まれる Hb 量 = Hb 27〜30 g (ここでは 30 g とします)

[*2] 循環血液量 = 70 mL/kg

よって，例えば，体重 60 kg の患者さんに 2 U の赤血球輸血を行うと，

予測 Hb 上昇値(g/dL) = 60 g / (70 mL × 60) × 100 = 1.4

となります．

ゆえに，2 U の輸血で Hb 値は 1.4 g/dL 上昇する計算になります．

2. 血小板輸血

血小板の予測上昇値は，赤血球よりも計算が難しくなります．理由は，輸血した血小板の一部は脾臓など網内系に捕捉されてしまうため[*1]です．

予測血小板増加値(/μL)
= { 輸血された血小板総数[*2] / 循環血液量(mL) } × 2/3[*1] × 10^{-3}

[*1] 脾臓にて 1/3 が消費されると仮定

[*2] 10 U の輸血製剤に含まれる血小板数 2 × 10^{11} 個

文献

1) 厚生労働省医薬食品局血液対策課：輸血療法の実施に関する指針(改定版)．2009
2) 厚生労働省医薬食品局血液対策課：血液製剤の使用指針(改訂版)．2009
3) 稲葉頌一，他：ヘモグロビンの酸素運搬能．新版 日本輸血細胞治療学会認定医制度指定カリキュラム．日本輸血細胞治療学会，2012

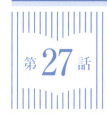

輸血の合併症：TRALIとTACO

 歴史上初のヒト-ヒト間の輸血は，1827年に行われています[1]（⇨ p.190）．なんとこれは，ABO式血液型が発見される70年以上も前のことです．当然，クロスマッチの概念もありません．おそらく，重篤な合併症もあったはずです．現代のわれわれからすると野蛮な行為にみえますが，当時では最先端医療だったのです．輸血医療の進歩により，当時とは比較にならないくらい輸血は安全になりました．しかし，輸血のリスクがなくなったわけではありません．
 本項では，事例を通して，見逃してはならない輸血の合併症について考えてみましょう．

 輸血中の呼吸困難

患者 39歳，女性．
主訴 歯肉出血．
現病歴 6日前から咳と痰が出現．熱は37〜38℃台であった．なんとなく胃も重い感じがあり，食欲も低下した．近所のドラッグストアで市販のかぜ薬と胃薬を買い，服用を始めた．昨夜から口の中に「生臭い感じ」があり，今朝，歯を磨いたときに出血したため，近医を受診した．血液検査で血小板減少を指摘され当院へ紹介．
既往歴 特になし．常用している薬もない．煙草(−)，飲酒(−)．
身体所見 体温37.2℃，血圧115/75 mmHg，脈拍数85回/分，呼吸数19回/分．身長161 cm・体重57 kg．
眼瞼結膜貧血なし．咽頭発赤軽度．扁桃発赤腫脹なし．白苔なし．
胸部：聴診所見なし．心音 S1→S2→S3(−)，S4(−)．腹部：肝脾腫なし．
四肢：浮腫なし．皮膚：四肢数カ所に紫斑あり．
検査所見 WBC 8,600/μL(Band 10%, Seg 55%, Mono 5%, Lym 30%), RBC 430万/μL, Ht 40.0%, Hb 12.0 g/dL, MCV 93.0 fL, MCH 27.9 pg, MCHC 30.0 g/dL, PLT 1.8万/μL, RET 1.8%．
TP 6.5 g/dL, Alb 4.1 g/dL, AST 25 IU/L, ALT 32 IU/L, LDH 205 IU/L,

BUN 15.0 mg/dL, Cr 0.7 mg/dL, Na 140 mEq/L, K 4.3 mEq/L, Cl 102 mEq/L.

⬇

著明な血小板減少の他は検査結果に異常は認めず，病歴から第一に「薬剤性血小板減少」を疑いました．

⬇

血小板減少があり，出血傾向もあったため「輸血」を行うことにしました．追加で血液型を検査し，血小板濃厚血漿 10 単位をオーダー．血液製剤が到着し，看護師と医師とで製剤とオーダー票のダブルチェックを行い，患者さんのベッドサイドで本人と一緒に確認したうえで，輸血を開始しました．
最初は 20 mL/時でゆっくり開始，15 分して異常がなかったので 100 mL/時へ投与速度を上げました．

⬇

30 分後，ナースコールあり，「呼吸が苦しい」との訴え．担当医が呼ばれ，診察を行いました．
患者：「輸血を始めてしばらくは何ともなかったのに，急に苦しくなりました．胸もドキドキします」

身体所見 体温 38.7℃，血圧 130/85 mmHg，脈数拍 128 回/分，呼吸数 30 回/分，SpO$_2$ 89%．意識清明．
　　　　心音：異常なし．S1，S2→S3(−)，S4(−)．肺野：両肺野全体に水泡音 (coarse crackle) を聴取．四肢：異常なし．皮膚：出血なし．浮腫なし．
胸部 X 線（ポータブル） 両肺野にびまん性の浸潤影．CTR 約 50% で心拡大は認めない．

　　　　　　　◯さて，何が起きたのでしょうか？

🔥 鑑別診断：輸血関連合併症「TACO」と「TRALI」

1 つには，急速な輸血による「心不全」が考えられます．しかし，この患者さんは若年で，心疾患の既往はありません．輸液を行っている重症患者や高齢者では，輸血による循環負荷が問題になることがあります．「輸血関連循環過負荷 (transfusion-associate circulatory overload：TACO)」として知られている頻度の高い輸血関連合併症で，急性肺障害，頻脈，血圧上昇，胸部 X 線での肺浸潤，水分バランス陽性などが特徴です．

2 つ目に，「肺梗塞」も考える必要があります．血小板減少の原因がまだ不明であるため，血栓の可能性は否定できません．

表 27-1　評価項目とアルゴリズム（TRALI・TACO 共通）

【評価項目】
① 急激に発症
② 低酸素血症
③ 画像上明らかな両側肺野の浸潤影
④ 左房圧上昇の証拠がない，
　　または左房圧上昇を認めるが低酸素血症の原因ではない
　　④-1　基礎疾患では説明できない心血管系の変化
　　④-2　体液過剰
　　④-3　BNP（または NT-proBNP）の基準範囲を超え，
　　　　かつ輸血前の 1.5 倍以上
⑤ 輸血中もしくは輸血後 6 時間以内に発症
⑥ 時間的に関係のある ARDS の危険因子*なし
⑦ 輸血前 12 時間以内の呼吸状態の安定
　（④に該当しない場合は，④-1～④-3 の少なくとも一つに該当すること）

*ARDS の危険因子
肺炎
胃内容物の誤嚥
吸気障害
肺挫傷
肺血管炎
溺水
肺以外の敗血症
外傷
膵炎
重症熱傷
非心原性ショック
薬物過剰投与

分類＼評価項目	①	②	③	④	⑤	⑥	⑦
TRALI TypeI	○	○	○	○	○	○	○
TRALI TypeII	○	○	○	○	○	×	○
TRALI/TACO	○	○	○	×	○	—	○
TACO	○	—	○	×	○	—	—
ARDS	—	○	○	—	—	×	×
TAD	—	—	—	—	×	—	—

○ 該当する，× 該当しない
上表のアルゴリズムを原則として，症例の経過全体を見て TRALI 及び TACO の評価を行い，TRALI 及び TACO に該当しない症例については，ARDS や TAD などに分類されます．

　3つ目として，必ず考えるべき疾患は「輸血関連急性肺障害（transfusion-related acute lung injury：TRALI）」です．1983 年に Popovsky ら[2]が提唱した重篤な輸血合併症の概念で，一般的に「輸血開始後 6 時間以内に呼吸困難と低酸素血症を主徴として発症した非心原性急性肺水腫」とされています（表 27-1）[3]．

◆「TRALI」とは[3]：血液製剤中の抗体に起因する急性肺障害

　TRALI は，抗顆粒球抗体や抗 HLA 抗体によって引き起こされると考えられています．約 90％の症例で，供血者血清中から抗 HLA 抗体または抗顆粒球抗体が検出されます．また，患者血清中にこれらの抗体が検出されることもありま

表 27-2　TRALI/TACO 評価の分類

輸血関連急性肺障害	TRALI TypeI	a. i. 急性発症 　ii. 低酸素血症（P/F ≦ 300 または SpO$_2$<90%（room air）） 　iii. 画像上両側肺水腫の明らかな証拠 　　（例えば，胸部 X 線写真，胸部 CT，または超音波） 　iv. LAH の証拠がない，または LAH が存在する場合は，低酸素血症の主な原因ではないと判断される b. 輸血中または 6 時間以内に発症 c. ARDS の危険因子*との時間的関係なし
	TRALI TypeII	a. TRALI TypeI のカテゴリ a 及び b に記載されている所見 b. 輸血前 12 時間の安定した呼吸状態 　（輸血前から ARDS 危険因子*が存在していたが，輸血 12 時間前からの呼吸状態は安定していた状態）
TRALI/TACO		TRALI と TACO が両方関与している，または TRALI と TACO の区別ができない
輸血関連循環過負荷（TACO）		a. 急性または悪化している呼吸窮迫の証拠 b. 急性または悪化した肺水腫の証拠 c. 心血管系の変化を示す証拠 d. 体液過剰の証拠 e. BNP（NT-proBNP）の上昇 　（a または / 及び b を満たし，c～e を含む 3 つ以上に当てはまる）
急性呼吸窮迫症候群（ARDS）		輸血前からあった ARDS の悪化
輸血関連呼吸困難（TAD）		主に輸血後 6 時間を超えて発症した肺水腫等
その他		上記以外

（令和 3 年 3 月　日本赤十字社における TRALI 及び TACO の評価基準変更のお知らせ）

す．

　TRALI の発症頻度は，輸血単位あたり 0.01～0.08％，輸血患者 600 人あたり 1 名（0.16％）です．

・TRALI の発症メカニズム

　血液製剤中に存在する抗顆粒球抗体あるいは抗 HLA 抗体が受血者の白血球に結合すると，補体が活性化し肺血管内で白血球凝集塊を形成します．白血球凝集塊から遊離したサイトカインにより血管透過性が亢進，肺血管壁を傷害します．そのため，肺実質および肺胞内へ浸出液が貯留することになり，急性肺障害が進行します．

診断 》》輸血関連急性肺障害(TRALI)

♦ 治療のポイント：TACO と鑑別して迅速に

　抗 HLA 抗体の陽性頻度の高い女性供血者からの新鮮凍結血漿を減らし，男性供血者由来製剤の比率を増やすことで，TRALI の頻度は減少しています．しかし，いまだに発症をなくすことはできていません．輸血後に発生した急性低酸素血症では，TACO との鑑別を行い(表 27-2)[4]，迅速に適切な処置を行うことが大切です．

治療 》》ただちに輸血中止．酸素投与など呼吸管理(状況により人工呼吸管理)，副腎皮質ステロイド投与，輸液管理(輸液過剰がなければ利尿薬は有害であるとの報告もあり)．血圧低下があれば，昇圧薬などによる循環管理．

文献
1) Bundell J : Observations on transfusion of blood. Lancet 12(302) : 321-324, 1829
2) Popovsky MA, et al : Transfusion-related acute lung injury associated with passive transfer of antileukocyte antibodies. Am Rev Respir Dis 128(1) : 185-189, 1983 (PMID 6603182)
3) Kleinmann S, et al : Toward an understanding of transfusion-related acute lung injury : statement of a consensus panel. Transfusion 44(12) : 1774-1789, 2004 (PMID 15584994)
4) 岡崎仁：TRALI/TACO の病態と診断．日輸血細胞治療会誌 59(1) : 21-29, 2013

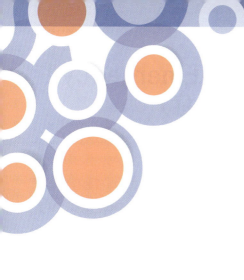
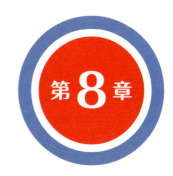

第8章

危ない病気・症状を見逃さないために

血液疾患のなかには，急速に進行して死亡を含む重篤な転帰を辿るものがあります．
また，化学療法など治療に伴って合併症が出現することもあります．このような危ない疾患や症状を見逃さず患者さんの命を救うためには，病歴，症状，身体所見，検査所見から素早く鑑別診断を行い，適切な初期対応を行うことが必要です．
この章では，腫瘍における緊急事態を中心に，症例を通して考えてみたいと思います．

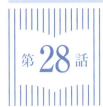

第28話 Oncological Emergency！(腫瘍学的緊急症)

　悪性腫瘍は，しばしば致命的な合併症をきたします．なかでも血液悪性腫瘍では，「救急処置」を要する合併症の頻度が高く，迅速かつ的確な対応が求められます．今回は，Oncological Emergency（腫瘍学的緊急症）について考えてみましょう．

 脱力・意識障害の原因は？

- **患者** 56歳，男性．
- **主訴** 脱力．
- **現病歴** 3週間くらい前から倦怠感があったが，年末で忙しかったため様子をみていた．3日前からふらつきあり，今朝から手足の力が入りにくく，歩行できないため救急外来を受診した．
- **既往歴** 生来健康で，特記すべき既往歴なし．常用している薬もない．
　煙草（20本/日×20年，3年前に禁煙），飲酒（ビール500 mL×週3日）．
- **身体所見** 体温37.2℃，血圧140/88 mmHg，心拍数100回/分，呼吸数20回/分．
　身長168 cm，体重62 kg．
　全身状態不良．意識レベルやや低下（JCS I-1）．眼瞼結膜貧血あり．咽頭発赤なし．扁桃発赤・腫脹なし．
　胸部：聴診所見なし．心音S1→S2→S3（−），S4（−）．腹部：腹部圧痛なし．腸音やや減弱．四肢：皮疹・浮腫なし．膝蓋腱反射↓↓，アキレス腱反射↓↓．徒手筋力検査（MMT）上肢4～／下肢5．

　軽度の意識障害と四肢の脱力，消化管蠕動音の減弱を認めます．
- **何が起きているのでしょうか？**
- **血液検査** WBC 5,300/μL（Band 5%，Seg 40%，Mono 5%，Lym 50%），RBC 286万/μL，Ht 26.8%，Hb 8.8 g/dL，PLT 15.5万/μL，RET 1.2%．
- **生化学検査** TP 12.9 g/dL，Alb 3.3 g/dL，AST 26 IU/l，ALT 27 IU/l，LDH 113 IU/L，CK 75 IU/L．
　BUN 28.2 mg/dL，Cr 1.8 mg/dL，UA 7.6 mg/dL，Na 139 mEq/L，K

3.7 mEq/L, Cl 100 mEq/L, P 3.7 mg/dL, Ca 12.6 mg/dL, Mg 1.7 mg/dL, CRP 1.22 mg/dL.
IgG 9,200 mg/dL, IgA 50 mg/dL, IgM 20 mg/dL.

↓

著明な高蛋白血症と高カルシウム血症(補正値 13.3 mg/dL)を認めます．蛋白電気泳動では M 蛋白を認め，免疫電気泳動により，それが IgG-κ 型であることがわかりました．

診断 》多発性骨髄腫に伴う高カルシウム血症

● 診断のポイント："CRAB"と「過粘稠症候群」がサインに

「多発性骨髄腫」は，高カルシウム血症(Calcium)，腎不全(Renal)，貧血(Anemia)，骨病変(Bone)など，"CRAB"といわれる症状が特徴的な血液腫瘍です．本例のように，初診時から高カルシウム血症を発症している例も少なくありません．脊椎の骨折や腫瘍の浸潤による脊髄圧迫による麻痺も高頻度に合併します．この場合は，しばしば緊急放射線治療が必要なことがあります(⇨第 18 話)．

また，忘れてはならないのが「過粘稠症候群」です．本症例でも TP 12.9 g/dL であり，過粘稠状態といえます．症状は，めまい，頭痛，けいれん，傾眠，歩行障害，心不全，腎不全，出血傾向，眼底出血などです．神経症状出現例などでは血液浄化療法の適応になる場合があります．

● 治療のポイント：カルシウムの排出と吸収阻害を

- 高カルシウム血症では，腎での尿濃縮能が低下していることから，ただちに生理食塩水など細胞外液製剤による補液を開始します．
- フロセミドによる利尿促進(低カリウム血症に留意)．
- 副腎皮質ステロイド投与：腫瘍の増殖抑制とサイトカイン産生抑制により，骨吸収を阻害します．
- カルシトニン製剤およびビスフォスフォネート製剤による骨吸収抑制と骨へのカルシウム沈着を促進します．

症例㊲ 化学療法中の意識障害

- **患者** 62歳，男性．びまん性大細胞Bリンパ球性リンパ腫．
- **主訴** 嘔気・嘔吐と意識障害．
- **現病歴** 2カ月前から頸部リンパ節腫大が急速に増大し，発熱も出現したため来院した．頸部リンパ節生検を実施し，びまん性大細胞Bリンパ球性リンパ腫と診断された．
昨日から寛解導入療法を開始したところ，今朝から悪心と嘔吐が出現し，昼すぎから意識レベルが低下．
- **既往歴** 高血圧症，2型糖尿病．
- **身体所見** 体温 36.8℃，血圧 125/80 mmHg，心拍数 115回/分，呼吸数 20回/分．
身長 169 cm，体重 66 kg．
意識レベル：JCS I-3．神経所見：四肢腱反射亢進．不随意運動＋．

○さて，何が起きたのでしょうか？ 治療内容を振り返ってみましょう．

- **化学療法**
  - rituximab（リツキシマブ） 375 mg/m^2
  - cyclophosphamide（シクロホスファミド） 750 mg/m^2
  - adriamycin（アドリアマイシン） 50 mg/m^2
  - vincristine（ビンクリスチン） 1.4 mg/m^2
  - prednisolone（プレドニゾロン） 100 mg×5 days
- **補液** 3号液 2,500 mL/日×2 days
- **治療前の検査所見** WBC 8,800/μL，RBC 447万/μL，Hb 12.8 g/dL，Ht 39.5％，PLT 16.4万/μL，TP 6.5 g/dL，Alb 4.2 g/dL，T-Bil 0.7 mg/dL，D-Bil 0.2 mg/dL，AST 25 IU/L，ALT 42 IU/L，LDH 320 IU/L．
BUN 21.0 mg/dL，Cr 1.91 mg/dL，UA 6.7 mg/dL，Na 143 mEq/L，K 4.1 mEq/L，Cl 100 mEq/L，血糖 99 mg/dL，P 2.0 mg/dL，Ca 8.0 mg/dL，Mg 1.8 mg/dL，CRP 0.5 mg/dL

○四肢の腱反射亢進を伴う意識障害をきたす原因を考えるうえでのヒントは見つかりましたか？ さらに現在の状態を把握するために，血液検査と尿生化学検査を行ってみました．

- **意識障害出現時の血液検査所見** WBC 9,700/μL，RBC 407万/μL，Hb 11.8 g/dL，Ht 35.5％，PLT 14.4万/μL，TP 6.0 g/dL，Alb 3.8 g/dL，T-Bil 0.7 mg/dL，D-Bil 0.3 mg/dL，AST 35 IU/L，ALT 35 IU/L，LDH 250 IU/L．
BUN 6.3 mg/dL，Cr 0.41 mg/dL，UA 2.6 mg/dL，Na 119 mEq/L，

K 3.7 mEq/L, Cl 84 mEq/L, 血糖 89 mg/dL, P 2.2 mg/dL, Ca 7.2 mg/dL, Mg 1.9 mg/dL, CRP 0.4 mg/dL.

意識障害出現時の尿生化学検査所見 Na 25 mEq/L, K 21 mEq/L, Cl 26 mEq/L.

↓

血清Naの著明低下を認めます．また，血清の低Naに比して尿中Naは高値です．

診断 》》低ナトリウム血症（SIADH疑い）

● 診断のポイント：化学療法が引き起こす電解質異常

　本例では，悪性リンパ腫の治療として，いわゆる「R-CHOP療法」が行われています．その投与薬剤であるシクロホスファミドおよびビンクリスチンは，SIADH（抗利尿ホルモン分泌異常症）を引き起こすことのある薬剤として知られています．さらに，3号液が100 mL/時の速度で投与されており，水負荷の可能性もあります．また，肺癌（特に肺小細胞癌）や，稀に悪性リンパ腫，多発性骨髄腫などでは，異所性の抗利尿ホルモン不適合分泌を合併することがあります．

　悪性腫瘍に対する化学療法施行の際には，電解質異常をきたすことが少なくないことを肝に銘じる必要があります．

● 治療のポイント：有症状低ナトリウム血症は緊急かつ慎重に！

　本例のように，神経症状が出現している重度の低ナトリウム血症では，3％食塩水による補正が適応になります．ただし，橋融解を防ぐために，血清Na値が10 mEq/L/24時間を超えない速度で慎重に補正します[1]．

　同時に，低ナトリウム血症の鑑別を目的として，血圧，体重，尿中Na，尿浸透圧，血清浸透圧などを測定し，細胞外液量の増減に応じた治療を行います．

表 28-1　Oncological Emergency の分類と合併症

分類	合併症
代謝異常	・SIADH（抗利尿ホルモン分泌異常症） ・高カルシウム血症 ・腫瘍崩壊症候群（高カリウム/高リン/高尿酸血症）➡表 28-2
神経障害	・脊髄圧迫 ・脳圧亢進（腫瘍浸潤）
心臓血管系異常	・上大静脈症候群 ・心タンポナーデ
血液異常	・DIC（播種性血管内凝固症候群） ・過粘稠症候群 ・Hyperleukocytosis（白血球著増）
感染症	・好中球減少性発熱 ・敗血症性ショック

Coiffier B, et al : Guidelines for the management of pediatric and adult tumor lysis syndrome : an evidence-based review. J Clin Oncol 26(16) : 2767-2778, 2008 (PMID 18509186), McCurdy MT, et al: Oncologic emergencies. Crit Care Med 40 (7) : 2212-2222, 2012(PMID 22584756)

● Oncological Emergency とは？

　Oncological Emergency とは，速やかな治療を要する悪性腫瘍および治療に伴う生命・QOL を脅かす合併症です．Oncological Emergency は，発生機序により大きく5つに分類されます(表 28-1)[2,3]．

　救命のためには，迅速な診断と対応が必要です．最後に，Oncological Emergency を見逃さないための4つのポイントを示します．
①以前に悪性腫瘍の既往歴はないか？　診断名は？
②症状と悪性腫瘍や治療との間に関連があるか？
③悪性腫瘍の治療を受けている場合には，治療の内容は？
④最近の治療から，どのくらい時間が経過しているか？
以上を忘れずに問診に加えると，鑑別診断に役立つはずです．

表 28-2 腫瘍崩壊症候群(tumor lysis Syndrome:TLS)の定義

検査学 TLS
がん患者あるいは治療開始 3 日前～7 日後までの間で次の 2 つ以上の異常がある場合
- 高尿酸血症　UA ≧ 8 mg/dL またはベースラインから 25％増加
- 高 K 血症　K ≧ 6.0 mEq/L またはベースラインから 25％増加
- 高リン血症　P ≧ 6.5 mg/dL (小児), 4.5mg/dL (成人) またはベースラインから 25％増加
- 低 Ca 血症　Ca ≦ 7.0 mg/dL またはベースラインから 25％減少

臨床的 TLS
検査学的 TLS と以下の少なくとも 1 つを満たす
- Cr ≧ 正常上限値の 1.5 倍 (13 歳以上または年齢調整)
- 不整脈
- 突然死
- けいれん

Jones GL, et al. Guidelines for the management of tumour lysis syndrome in adults and children with haematological malignancies on behalf of the British Committee for Standards in Haematology. Br J Haematology, 2015, 169, 661-671

文献

1) Spasovski G, et al:Clinical practice guideline on diagnosis and treatment of hyponatraemia. Eur J Endocrinol 170(3) : G1-47, 2014(PMID 24569125)
2) Coiffier B, et al : Guidelines for the management of pediatric and adult tumor lysis syndrome : an evidence-based review. J Clin Oncol 26(16) : 2767-2778, 2008 (PMID 18509186)
3) McCurdy MT, et al : Oncologic emergencies. Crit Care Med 40(7) : 2212-2222, 2012 (PMID 22584756)

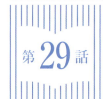

第29話 危ない病気を見逃さないための血液検査データの見方

血液検査をどう解釈したらよいのか？ よくそのようなことを聞かれます．本項では，危ない病気を見逃さないための検査データの解釈と応用について，お話しします．

では，症例を通して考えてみましょう．

 最初は発熱．急速進行性の全身状態悪化．肝脾腫，意識障害

- **患者** 62歳，男性．
- **主訴** 3週間続く発熱と倦怠感．
- **現病歴** 3週間前から発熱があり，近医を受診し抗菌薬を処方されるも改善しなかった．食欲はなく，日に日に倦怠感も強くなり，咳嗽も出現した．本日，朝から「ぼんやり」しており，会話の受け答えもはっきりしなくなったため，家族が心配して当院内科を受診した．
- **生活歴** 20〜40歳くらいまで煙草20本/日，以後は禁煙．飲酒はビール500 mL を2〜3回/週．
- **身体所見** 体温38.7℃，血圧125/82 mmHg，脈拍数114回/分，呼吸数25回/分．SpO_2 91％．身長173 cm，体重64 kg．
全身状態：JCS（Japan Coma Scale）Ⅰ-2．眼瞼結膜貧血軽度．咽頭発赤，扁桃発赤・腫脹，いずれもなし．胸部：肺野清．心音Ⅰ音→Ⅱ音→S3（−），S4（−）．腹部：腸音正常．季肋下4 cm，脾臓を季肋下3 cm触知．四肢：浮腫なし．リンパ節は触知しない．

発熱が3週間続き，呼吸状態も良くないようです．軽度の貧血と意識障害も認められます．

○ さて，何が起きているのでしょうか？ 検査を進めていきます．

- **血算** WBC 3,100/μL（Seg 62％，Stab 6％，Lym 25％，Mono 5％，Baso 1％，Eosin 1％），RBC 366万/μL，Hb 10.5 g/dL，Ht 32％，MCV 87.4 fL，MCH 32.8 pg，MCHC 32.8 g/dL，PLT 4.2万/μL，Ret 0.8％．

生化学検査 TP 4.5 g/dL，Alb 2.0 g/dL，T-Bil 4.5 mg/dL，D-Bil 4.0 mg/dL，AST 102 U/L，ALT 96 U/L，LDH 1,240 IU/L，ALP 970 IU/L，γ-GTP 120 U/L．BUN 26.5 mg/dL，Cr 0.91 mg/dL，UA 8.0 mg/dL，Na 141 mEq/L，K 4.3 mEq/L，Cl 100 mEq/L，Ca 7.2 mg/dL，P 5.5 mg/dL，Mg 1.8 mg/dL，血糖 92 mg/dL，CRP 25.8 mg/dL．

血液ガス pH 7.46，PCO_2 35.5 mmHg，PaO_2 62 mmHg，HCO_3^- 20.2 mEq/L，SpO_2 91％．

胸部X線 明らかな浸潤影なし．

↓

○では，「臨床像」をまとめてみましょう．

初老の男性で，①3週間続く不明熱，②咳嗽を伴う酸素飽和度低下，③軽度意識障害，④肝脾腫にて来院．

○次に，「検査所見」をまとめます．

①軽度汎血球減少，②低アルブミン血症，③高ビリルビン血症，④軽度肝酵素上昇，⑤高LDH血症，⑥高尿酸血症，⑦高P血症，⑧CRP高値，⑨低酸素血症，呼吸性アルカローシス，⑩アニオンギャップの開大（20.2 mEq/L）．

(p.214につづく)

🔥 血算で見抜く

血算の異常は，日常診療でもよく遭遇します．危ない病気を見逃さないためのコツを考えてみましょう．

1）白血球（WBC）減少をみたら……

①貧血や血小板減少，あるいは多血症や血小板増加を伴っていないか．造血の異常を伴っているときには，白血球だけでなく，赤血球や血小板も影響を受けることが多いため，それらの数の増減は鑑別のための重要な手がかりになります．

②白血球のどの細胞が減っているのか（図29-1），あるいは増えているのか（図29-2）を見極めることで診断に迫ります．

本症例では，軽度の白血球減少を認めます．同時に，軽度の貧血と，中等度の血小板減少を認めています．血小板減少をきたすような服薬歴や放射線曝露などはありません．よって，感染症，骨髄異形成症候群，再生不良性貧血，自己免疫疾患，血球貪食症候群，その他の造血障害を疑います．

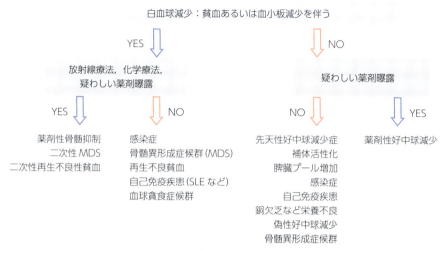

図 29-1　白血球減少の鑑別

2) 貧血

　本症例は Hb（ヘモグロビン）が 10.5 g/dL で，軽度の貧血を認めます．MCV（平均赤血球容積）・MCH（平均赤血球血色素量）・MCHC（平均赤血球血色素濃度）の値から「正球性正色素性貧血」と判断します．この場合の鑑別診断を考えてみましょう．

　まずは，原因から．貧血の原因は，①出血，②溶血，③造血不全，④希釈の 4 つに分けられます．原因の鑑別には，「網状赤血球（Ret）」の数値が大変参考になります．Ret（％）と Ht（％）から RPI（reticulocyte production index）を求めてみましょう（⇨ p.14）．

　RPI＝Ret（％）×Ht（％）÷45（Ht 正常値）÷maturation correction

- 貧血がない場合の正常値は RPI＝1.0〜2.0％
- 骨髄機能正常で貧血があれば RPI ＞2.0％
- 造血不全は RPI ＜1.0％

　貧血があるにもかかわらず RPI が 0〜2％であれば，貧血に対する造血反応は不十分であるといえます．本症例の RPI は 0.38 です．よって，貧血に対する造

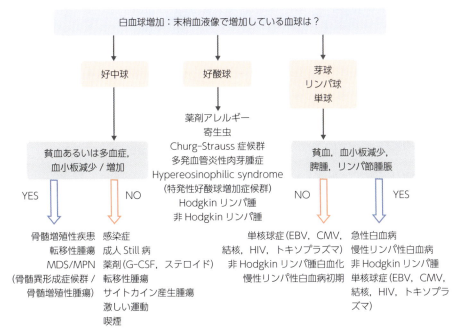

図 29-2　白血球増加の鑑別

血反応が不十分で，何らかの造血障害が疑われます．

3) 血小板 (PLT) 減少

　血小板減少をみたときに真っ先に確認すべきは，他の血球の数値です（図29-3）．白血球減少や貧血を伴っている場合には，造血障害が疑われます．また，血小板減少が"本物"なのか偽物なのかを見極めるために，塗抹標本を検鏡して自分の目で確認することも大切です．

　本症例では他の血球減少を伴っており，造血不全や悪性腫瘍，血球貪食などが鑑別診断に挙がります．

🔸 生化学検査で見抜く

　血算の数値から鑑別診断の方向性が見えてきたところで，生化学データを用いてさらに絞り込みを行います．特に，危ない病気の判別が重要です．

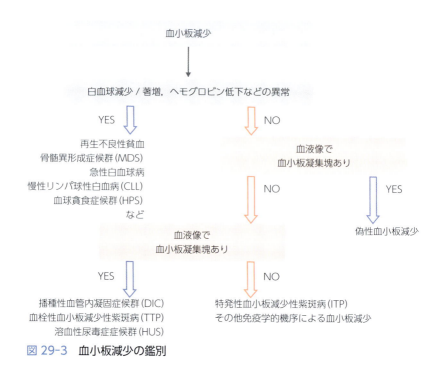

図 29-3　血小板減少の鑑別

1) LDH（乳酸脱水素酵素）

真っ先に LDH をみましょう！

急速進行性の疾患では，高 LDH 血症をきたすことが少なくありません．LDH は，赤血球，白血球，肝，筋，肺，心筋，脳，腎などに分布しています．これら臓器の障害，あるいは増殖力の強い腫瘍で高値を示します．

LDH 高値を示す疾患を列挙してみましょう[1]．
① 心臓疾患：急性心筋梗塞，うっ血性心不全，急性心筋炎
② 肝機能障害：肝硬変，急性/亜急性肝炎，閉塞性黄疸，薬剤性肝機能障害，肝がん，転移性肝腫瘍
③ 血液疾患：溶血性貧血，急性/慢性骨髄性白血病，急性リンパ性白血病，悪性リンパ腫，巨赤芽球性貧血（葉酸欠乏，ビタミン B_{12} 欠乏）
④ 肺疾患：サルコイドーシス，肺梗塞
⑤ 感染症：ニューモシスティス肺炎，粟粒結核
⑥ 腎疾患：腎梗塞

⑦筋：骨格筋の虚血

　本症例では，AST・ALT に比して，著明に LDH が上昇しています．肝障害での LDH 上昇は，これら AST・ALT 値の増加を伴うことが多いため，肝疾患以外の問題がありそうです．発熱と血球減少を伴っていることから，血液疾患，特に血液悪性腫瘍が強く疑われます．

2) 血清総蛋白(TP)，アルブミン(Alb)

　TP と Alb からは，さまざまな情報が得られます．

> A/G 比(アルブミン/グロブリン比) = Alb ÷ (TP − Alb)

　通常は A/G 比＞1 ですが，1 以下だったり 1 を大きく上まわる場合には，炎症や低栄養，悪性腫瘍，肝腎障害など，何らかの異変が起きていることを反映します．

　本症例では A/G 比＝0.8 かつ Alb は著明に低値であり，低栄養あるいは漏出，炎症，悪性腫瘍，または代謝異常による異化亢進などが示唆されます．

3) 尿酸(UA)

　尿酸値にも，ぜひ注目しましょう．本症例では，やや高値を示しており，尿酸の排泄低下あるいは産生亢進が疑われます．悪性腫瘍，特に白血病や悪性リンパ腫などの可能性はないか，危険な疾患を念頭に考えるべきと思われます．

4) カルシウム(Ca)，リン(P)，マグネシウム(Mg)

　本症例では，P が高値であることに着目します．高 P 血症は，腎機能障害，副甲状腺機能低下症，組織崩壊，悪性腫瘍，大量輸血などにより起きることが知られています．

5) アニオンギャップ(AG)

　「アニオンギャップ」を計算する癖をつけましょう．

アニオンギャップ* ＝ Na − (Cl + HCO_3)　　　　　　　　　　*正常値 8〜16

　本症例では 141 − (100 + 20.2) ＝ 20.8 mEq/L で，開大がみられます．糖尿病性ケトアシドーシス，乳酸蓄積，敗血症，尿毒症，またエタノール・メタノール・サリチル酸などの薬剤性代謝性アシドーシスが，鑑別に挙がります．

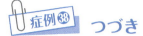 **つづき**

以上から，何らかの急速進行性の悪性腫瘍を疑ったほうがよさそうです．

⬇

追加検査として，造影CTと骨髄穿刺を行うことにしました．

造影CT 著明な肝脾腫を認めるも，明らかなリンパ節腫大なし．

骨髄穿刺(図29-4) 正形成骨髄ですが，ところどころにマクロファージによる血球貪食像を認めます．また，空胞をもつN/C比の高い脆弱なリンパ球様の細胞が散見されます．

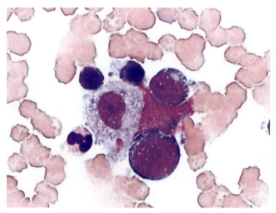

図29-4　骨髄穿刺検査

⬇

「悪性リンパ腫」を疑います．しかし，CT検査では，リンパ節腫脹を認めませんでした．

そこで，稀な疾患ですが「血管内リンパ腫」を疑い，ランダム皮膚生検を施行しました．

病理所見(図29-5) 皮膚生検(HE染色)で，小血管内にリンパ球様細胞の集簇がみられます．

また免疫染色にて，血管内に集簇している細胞はCD20陽性であり，B細胞系であるとわかりました．

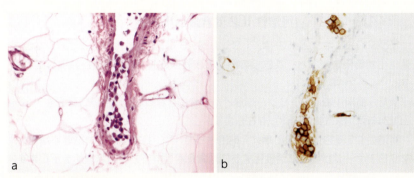

図 29-5 皮膚生検
a：HE 染色
b：抗 CD20 免疫染色

診断 》》 びまん性大細胞型 B 細胞リンパ腫（血管内リンパ腫，アジア亜型）

　血管内リンパ腫は，血管内，特に毛細血管内での増殖を特徴とする稀なリンパ腫です．神経障害・皮膚症状を主とする「西洋型」と，多臓器浸潤・肝脾腫・汎血球減少・血球貪食を特徴とする「アジア型」があります．発熱などの B 症状が高頻度にみられ，「不明熱」の鑑別診断では考慮すべき疾患の 1 つです[2]．
　急速進行性であることが多く，予後不良であることが知られていますが，骨髄生検やランダム皮膚生検[3]などによる早期診断と，リツキシマブを含む化学療法によって予後が改善するという報告もあります[4]．また，中枢神経再発の頻度が高いため，メトトレキサートなどの髄注の併用が推奨されます[4]．

> **クリニカルパール 》》 悪性腫瘍を見逃さないために**
> ①男性や中高年女性の貧血の背景には，悪性腫瘍などの重大な疾患が隠されている．
> ② LDH と AST・ALT 値の比較は，鑑別診断に有用である．
> ③腫瘍崩壊による高尿酸血症，高 P 血症を見逃さない．

可溶性 IL2 受容体 (sIL2R)[5]

　インターロイキン 2 (IL2) は，T リンパ球，B リンパ球，マクロファージなどを活性化する働きがあり，これらの細胞の表面には IL2 の受容体が発現しています．

　また，血液中には，T リンパ球などから産生される IL2 受容体の可溶性フォームである可溶性 IL2 受容体が存在します．

　可溶性 IL2 受容体 (sIL2R) は，T 細胞性リンパ腫，B 細胞性リンパ腫で増加し，マクロファージが異常に活性化する血球貪食症候群でも著明な増加を示します．また，自己免疫疾患や感染症，固形がんにおいても sIL2R の上昇がみられることがあります．

　T 細胞性リンパ腫や成人 T 細胞性白血病，血球貪食症候群などでは異常な高値を示すことから，診断に有用です．しかし，一般的には sIL2R 値は疾患にあまり特異的ではありません．保険適用上は，非 Hodgkin リンパ腫，MTX 関連リンパ増殖性疾患，ATL の診断目的，およびこれらの経過観察目的に測定が可能です．

文献

1) Mary A, et al Interpretation of Diagnostic Tests：Wallach's interpretation of diagnostic tests, 10th edition. Lippincott Wolters Kluwer, Philadelphia, 2015
2) Nakamura S, et al：Intravascular large B cell lymphoma. In：Swerdlow SH, et al (eds)：WHO Classification of tumours of haematopoietic and lymphoid tissues, 4th ed. pp252-253, IARC, Lyon, 2008
3) Gill S, et al：Use of random skin biopsy to diagnose intravascular lymphoma presenting as fever of unknown origin. Am J Med 114(4)：56-58, 2003 (PMID 12543290)
4) Fonkem E, et al：The natural history of intravascular lymphomatosis. Cancer Med 3(4)：1010-1024, 2014 (PMID 24931821)
5) Caruso C, et al：Biological significance of soluble IL-2 receptor. Mediators Inflamm 2(1)：3-21, 1993 (PMID 18475497)

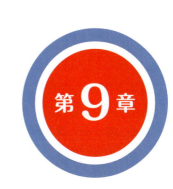

第9章

みんな血液内科が好きになる！

血液学は，難しい学問かもしれません．しかし，血液はヒトのさまざまな機能に関わっており，奥深く面白い領域でもあります．この章では，血液学の総論から，血液細胞による免疫システムまで，いまさら聞けないことを学んでいきたいと思います．

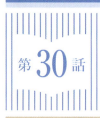

第30話 血液って何だ？

われわれの身体には血液が流れており，血液は生命の維持に必須なものです．では，そもそも血液とは何でしょう？

血液は遠心分離すると血漿成分と血球成分に分かれます（図 30-1）．

それぞれの成分は，生体で，それぞれ重要な役割を担っています．血液は，生体の維持に必要な酸素，栄養素を運搬し，老廃物の排泄も行うとともに，生体防御のための細胞性免疫，液性免疫も担っています．

🩸 1．発生学と造血

血液は，どこから来るのでしょう？　造血のしくみについて，おさらいしてみましょう．

胎児における最初の造血は，卵黄嚢で「血島」ができるところから始まります．その後，造血幹細胞が出現，肝臓，脾臓での造血が始まります．誕生時には造血の首座は骨髄に移っていきます（図 30-2）[1]．

骨髄線維症や慢性骨髄性白血病などでは，肝臓や脾臓など，かつて造血組織であった臓器での髄外造血が見られます．

造血幹細胞は，自己複製能，分化能，増殖能の3つの特徴をもつ血液細胞です．造血組織の中で，周囲の線維芽細胞，マクロファージ，脂肪細胞，リンパ

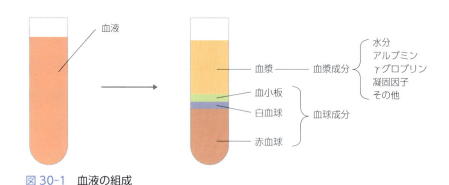

図 30-1　血液の組成

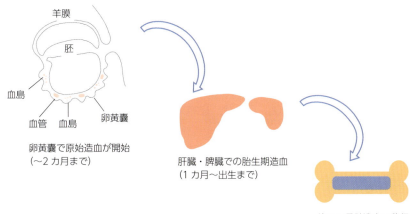

図 30-2　胎生期における造血発生
Durand C, et al：Embryonic beginnings of adult hematopoietic stem cells. Haematologica 90(1)：100-8, 2005(PMID 15642676)

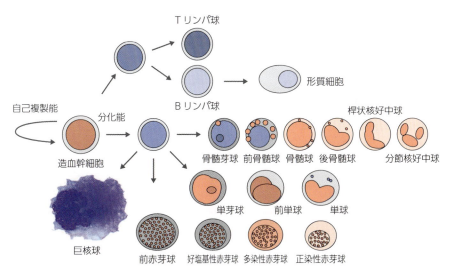

図 30-3　造血幹細胞と血球の分化

球,血管上皮などによって構成される支持組織によって育まれ,自己を複製したり,増殖あるいはさまざまな血球へと分化していきます(図 30-3).

造血細胞の分化において,造血幹細胞は,まずリンパ球系の幹細胞と骨髄球系の幹細胞へ分化し,さらにリンパ球系細胞はTリンパ球,Bリンパ球へ分化,Bリンパ球の一部は,さらに抗体産生を主に担う形質細胞へ分化していきます.骨髄球系幹細胞は骨髄球,単球,赤芽球,巨核球へ分化していき,好中球,好酸球,好塩基球,赤血球となり,成熟した巨核球は血小板を産生するようになります.

文献

1) Durand C, et al：Embryonic beginnings of adult hematopoietic stem cells. Haematologica 90(1)：100-108, 2005(PMID 15642676)
2) Oliveira S, et al：Neutrophil migration in infection and wound repair：going forward in reverse. Nat Rev Immunol 16(6)：378-391, 2016(PMID 27231052)
3) Gordon S, et al：Physiological roles of macrophages. Pflugers Arch 469(3-4)：365-374, 2017 (PMID 28185068)
4) Rajaram MV, et al：Macrophage immunoregulatory pathways in tuberculosis. Semin Immunol 26(6)：471-485, 2014(PMID 25453226)
5) Mandal A, et al：Natural killer cells：In health and disease. Hematol Oncol Stem Cell Ther 8(2)：47-55, 2014(PMID 25571788)

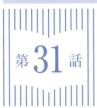

第31話 免疫システム

ヒトの体は，病原体や異物，悪性新生物の発生など，常に体内外のさまざまな脅威にさらされています．これらに対抗するため，ヒトは進化の過程で巧妙な免疫システムを発達させてきました．

ヒトの免疫システムは大きく2つに分けられます．

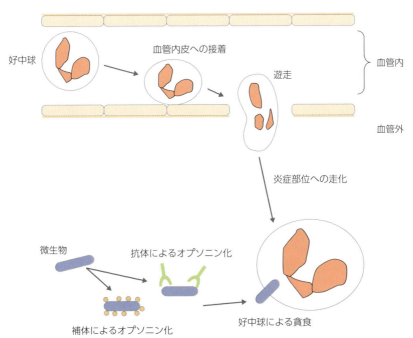

図 31-1　好中球の働き

好中球は普段，血液中に流れているだけでなく，多くは血管内皮に接着分子を介して付着しています．感染症など炎症が起きると，炎症部位から放出されるサイトカインにより炎症部位への「走化」が始まります．好中球は目的の部位へ到着すると，炎症の原因となる微生物などを「貪食」します．補体や抗体によるオプソニン化は，貪食を促進する重要な要因になります．

Oliveira S, et al：Neutrophil migration in infection and wound repair：going forward in reverse. Nat Rev Immunol 16(6)：378-391, 2016 (PMID 27231052)

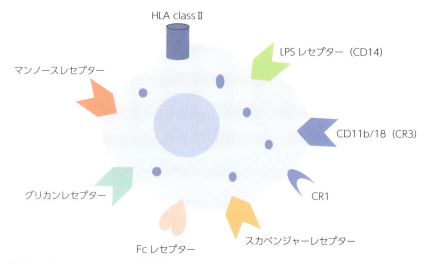

図 31-2A　マクロファージの働き
単球系細胞から分化したマクロファージは，さまざまな病原体および IgG・補体などに対するレセプターをもち，生体にとって有害なものや不要なものを処理していきます．

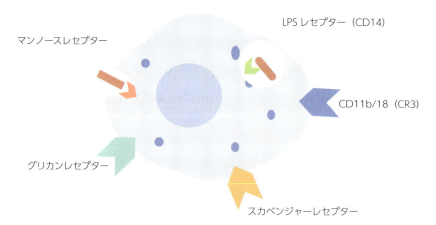

図 31-2B　マクロファージによる病原体の処理
マクロファージは微生物の表面に存在する糖鎖や細胞壁の構成成分リポポリサッカライド(LPS)などを認識し結合．その後，細胞質内へ取り込み，リソソームと融合した食胞の内部で消化されます．病原体がペプチドまで分解・消化されると，HLA-class II と会合して，マクロファージ表面に「抗原提示」されるようになります．

Gordon S, et al：Physiological roles of macrophages. Pflugers Arch 469(3-4)：365-374, 2017(PMID 28185068)，
Rajaram MV, et al：Macrophage immunoregulatory pathways in tuberculosis. Semin Immunol 26(6)：471-485, 2014(PMID 25453226)

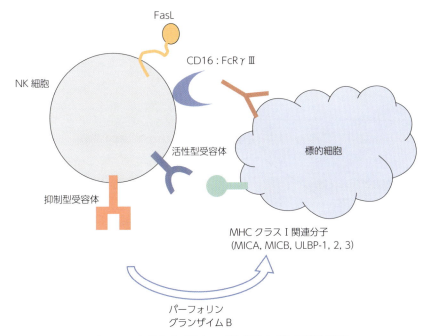

図 31-3　NK 細胞による標的細胞（腫瘍，感染細胞など）の排除機構
NK 細胞は，ウイルスなどに感染した細胞，あるいは腫瘍細胞を認識して，排除する重要な免疫細胞です．相手の細胞にアポトーシスを誘導する Fas リガンド，免疫グロブリンの Fc 部位を認識する Fc 受容体（CD16），MHC クラスⅠ関連分子を認識して活性化する活性化型受容体，自己の MHC クラスⅠを認識することによって活性化にブレーキをかける抑制型受容体などをもち，活性化が起きるとパーフォリン，グランザイム B など細胞傷害性分子を放出して標的となる細胞膜に穴を開け，破壊します．
Mandal A, et al : Natural killer cells : In health and disease. Hematol Oncol Stem Cell Ther 8(2) : 47-55, 2014（PMID 25571788）

1．自然免疫

皮膚・粘膜によるバリア，皮膚や消化管の正常細菌叢，単球・マクロファージ・好中球などの食細胞，補体，NK 細胞などがあります．これらは，生まれながらにしてもっている生体防御機構であり，過去の感染歴やワクチン接種とは無関係に，病原体や腫瘍などの侵入を防ぎ，排除機能を発揮します．好中球，マクロファージ，NK 細胞の働きを図 31-1〜3 に示します．

2．獲得免疫（適応免疫）

ヒトはさまざまな病原体の脅威にさらされています．自然免疫の防衛線を突破して増殖する病原体に対しては，特定の病原体にターゲットを絞った強力な免疫

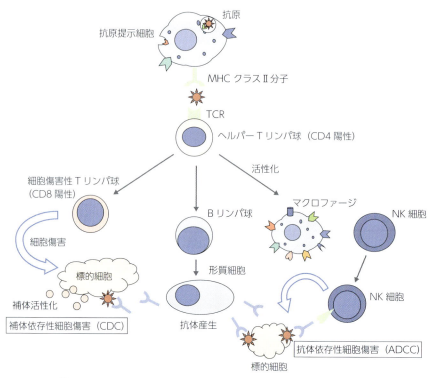

図 31-4　獲得免疫による生体防御の概略

機構が必要になります．ワクチン接種に代表される，病原体の抗原に対する特異的な免疫の獲得を「獲得免疫」あるいは「適応免疫」といいます（図 31-4）．この適応免疫で司令塔の役割を果たしているのがヘルパー T 細胞であり（図 31-5），病原体など標的に対する攻撃は，細胞傷害性 T 細胞，B 細胞によって作られる抗体を認識した食細胞が担当します（図 31-6〜31-10）．

T リンパ球による細胞傷害は（図 31-11 p.230），免疫チェックポイント機構とよばれるシステムにより制御されています．その中心的役割を果たしている代表的な分子には，CTLA4 と PD1 があります．CTLA4 は，制御性 T 細胞（Treg）において強く発現しており，Treg による免疫抑制機能に寄与しています（図 31-12）．また，細胞傷害性 T 細胞においても CTLA4 は細胞表面に発現しており，細胞傷害活性を抑制することが知られています．また，PD1 は細胞傷害性 T 細胞

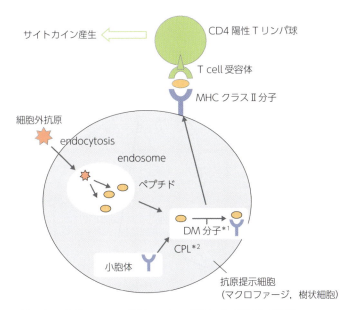

図 31-5　抗原提示細胞と CD4 陽性 T リンパ球による抗原の認識
樹状細胞やマクロファージなどの抗原提示細胞は，病原体や腫瘍などの抗原を細胞内へ取り込み，エンドソームの中でペプチドへ分解します．その後分解された抗原は MHC クラス II 分子と会合した後，細胞表面へ押し出され，CD4 陽性 T リンパ球によって認識されます．CD4 陽性 T リンパ球は，抗原を認識してサイトカインを分泌，細胞傷害性 T リンパ球，NK 細胞，マクロファージなどが活性化します．
＊1 DM：MHC クラス II 様分子，＊2 CPL：compartment for peptide loading

において抗原提示細胞や腫瘍細胞に発現している PDL1 と結合して細胞傷害活性を抑制します．これら免疫チェックポイント分子に対するモノクローナル抗体などの阻害剤は，細胞傷害性 T 細胞に対する抑制を外すことにより，抗腫瘍免疫を促進する働きがあります．

補体とは？　補体の活性化経路

　補体は，ヒトの血清中に存在する自然免疫の 1 つです．
　病原体に付着して，オプソニン化したり，抗体による殺菌作用を促進します．
　補体の活性化には，3 つの経路があります．

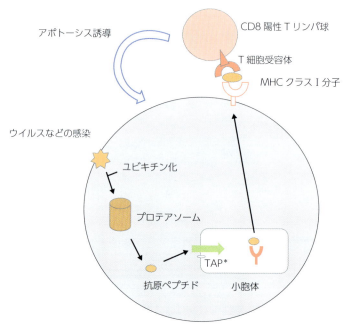

＊TAP：抗原処理関連トランスポーター

図31-6 細胞傷害性Tリンパ球の働き

CD8陽性Tリンパ球は細胞傷害性リンパ球として，病原体など標的抗原を発現している細胞に対して，パーフォリンやグランザイムBなどを放出することにより攻撃します．標的となる細胞は，ウイルスなど病原体の抗原とプロテアソームにより抗原ペプチドに分解します．抗原ペプチドは小胞体の中でMHCクラスI分子と会合した後，細胞表面へ移行し，抗原を提示します．CD8陽性Tリンパ球はこの抗原をT細胞受容体を通して認識すると活性化されて細胞傷害能を発揮します．

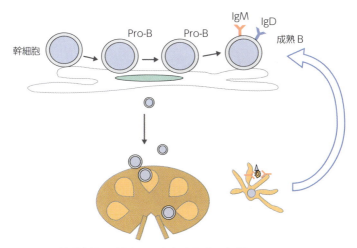

図 31-7 抗原侵入に対する一次免疫反応の初期
抗原抗体による免疫複合体を取り込んだ樹状細胞は B 細胞ケモカインを分泌し，骨髄から B 細胞を呼び込む．

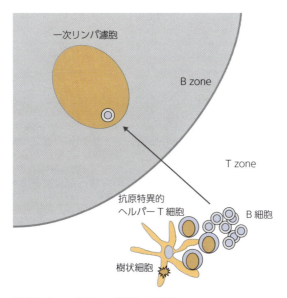

図 31-8 一次リンパ濾胞の形成

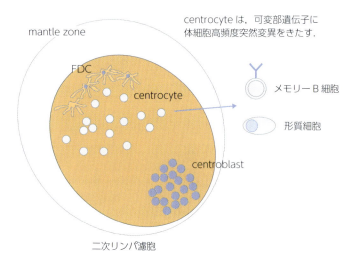

図 31-9　二次リンパ濾胞の形成とメモリー B 細胞，形質細胞への分化
抗原を取り込んだ B リンパ球は，IgM を産生し，同じ抗原を認識する CD4 陽性 T リンパ球（ヘルパー T 細胞）と遭遇すると，B リンパ球の中でクラススイッチが起き，増殖し，形質細胞へ分化していきます．形質細胞は，大量に IgG,A,D,E などの抗体を産生することができます．また，B リンパ球の一部はメモリー B 細胞として長期間にわたって体内に残り，同じ病原体による次の感染の際に速やかに反応して大量の抗体を産生できるように備えます．

🔥 古典経路

病原体に抗体が結合して抗原抗体複合体との相互作用で C1q が活性化することから始まる経路です．

抗原抗体反応による適応免疫の作用を補強して病原体の貪食や破壊を促進する重要な役割を担っています．

また，異型輸血や自己免疫性溶血性貧血での血管内溶血を引き起こす要素でもあります．

🔥 レクチン経路

病原体の表面にあるマンノースに対して，レクチン（糖鎖に結合する能力をもつ蛋白質）が結合することから，補体が活性化する経路です．

病原体に特異的な抗体を必要としない自然免疫で重要な役割を担っています．

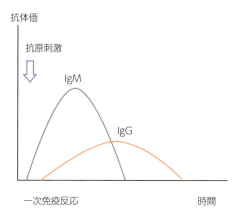

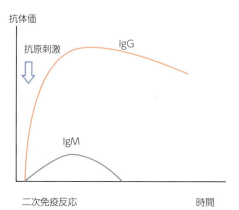

図 31-10　一次免疫反応と二次免疫反応

ある抗原が初めて侵入すると，まず IgM が作られ，次に IgG が産生されます（一次免疫反応）．B リンパ球の一部はメモリー B 細胞へ分化して，次の抗原侵入の際には，速やかに高親和性の IgG 抗体が大量に産生されます（二次免疫反応）．

Edgar JD : Clinical immunology. Ulster Med J 80(1) : 5-14, 2011 (PMID 22347733)

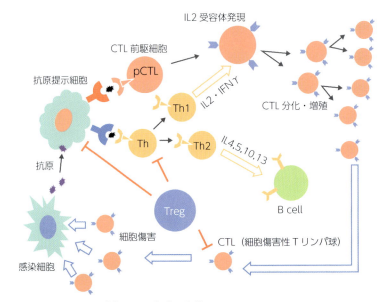

図 31-11　Tリンパ球による免疫と制御

MHCクラスIと会合した抗原を認識したCD8陽性Tリンパ球（細胞傷害性Tリンパ球前駆細胞）は，IL2受容体を発現し，細胞傷害性Tリンパ球（CTL）となります．同様にMHCクラスIIを介して抗原を認識したCD4陽性Tリンパ球から分化したTh1ヘルパーT細胞はIL2やインターフェロンγを分泌してCTLを刺激，増殖させます．CTLは，ターゲットとなる細胞に対して攻撃を加えます．一方で，これらの反応を制御する制御性Tリンパ球（Treg）といわれる細胞が存在し，抗原提示細胞，ヘルパーT細胞，CTLを抑制し，過剰な免疫反応を制御します．

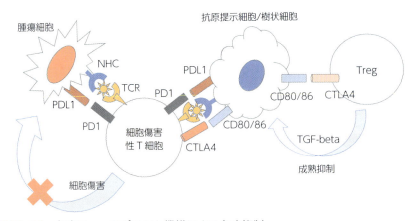

図 31-12　免疫チェックポイント機構による免疫抑制

Dong Y, et al：PD-1 and its ligands are important immune checkpoints in cancer. Oncotarget 8（2）：2171-2186, 2017（PMID 27974689）

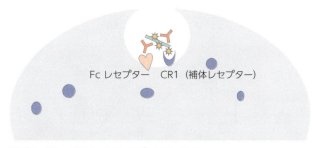

図 31-13　補体によるオプソニン作用

🟠 第二経路（副経路）

　この経路では，古典経路やレクチン経路とは異なり，病原体に結合する蛋白を必要としません．補体成分の C3 が自発的に加水分解され，病原体の表面で B 因子（C3 プロアクチベーター）と結合することから補体が活性化する経路です．

　ヒトの正常細胞には，補体制御蛋白である C1 インヒビター，CR1，H 因子，I 因子，DAF（CD55），CD59，MCP などがあり，これらは，第二経路による補体活性化を制御することで補体による正常細胞の破壊を防いでいます．

　補体制御蛋白が先天性あるいは後天性に異常をきたすと非典型 HUS を発症することがあります．

補体の活性化による生体防御

　補体の活性化による病原体等からの生体防御には，3 つのメカニズムがあります．

🟠 オプソニン化

　補体が病原体に結合することで，オプソニン作用が生まれます．補体レセプターをもった食細胞は，補体が結合した病原体を容易に捕食することができるようになります（図 31-13）．

🟠 炎症細胞の動員

　補体が活性化する際に生じた C3a, C3b, C5a などの補体断片は，局所の炎症を

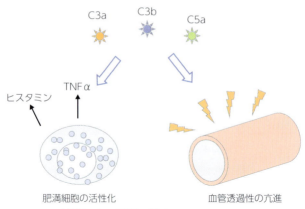

図 31-14　補体による局所の炎症

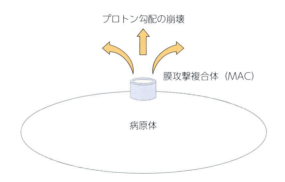

図 31-15　膜攻撃複合体の生成

惹起します．C5a と C3a は，血管透過性の亢進，血管内皮での接着分子の誘導などを行います．その後，局所へ食細胞が遊走して病原体が処理されていきます（図 31-14）．

🔥 膜攻撃複合体の生成

　C5 転換酵素は C5 を分解，C5b を生成します．C5b は C6 および C7 に結合し複合体を形成します．この複合体は C7 を介して病原体の膜に結合，さらに C8 が結合すると病原体の膜内へ C8 が挿入されます．C5bC6C7C8 複合体に C9 が 10～16 分子重合することによって筒状の膜攻撃複合体（membrane attack complex：

MAC)が形成されます.この筒状の MAC によって病原体に穴が開けられ,プロトン勾配が崩壊することによって病原体は死滅します(図 31-15).

文献

1) Chaplin DD：Overview of the immune response. J Allergy Clin Immuno 125(2 Suppl 2)：S3-23, 2009(PMID 20176265)
2) Zhang Y, et al：Regulation of germinal center B-cell differentiation.Immunol Rev 270(1)：8-19, 2016(PMID 26864101)
3) Edgar JD：Clinical immunology. Ulster Med J 80(1)：5-14, 2011(PMID22347733)
4) Dong Y, et al：PD-1 and its ligands are important immune checkpoints in cancer. Oncotarget 8(2)：2171-2186, 2017(PMID 27974689)

第32話 造血の異常と血液疾患

造血システムの異常は，さまざまな疾患を引き起こします．

異常をきたしている造血細胞の分化の段階により，疾患は異なります．表32-1 に造血細胞の異常と代表的な疾患についてまとめました．

造血幹細胞の異常は，再生不良性貧血や骨髄異形成症候群などの原因となり，骨髄球系細胞の異常では，急性骨髄性白血病，さまざまな原因による汎血球減少をきたします．また，先天性あるいは後天性の原因による赤芽球系細胞の異常は，貧血を引き起こします．リンパ系細胞の異常は，悪性リンパ腫，原発性免疫不全症，家族性血球貪食症候群など，多様な疾患の原因となります．

表 32-1　造血幹細胞の異常と代表的疾患

異常をきたした細胞	原因	疾患	症状
造血幹細胞	先天性	Fanconi 貧血	汎血球減少，合併奇形，悪性腫瘍
	原因不明	再生不良性貧血	汎血球減少
	腫瘍	骨髄異形成症候群	汎血球減少
		骨髄増殖性疾患	白血球増加，多血症，血小板増加
		(慢性骨髄性白血病，真正多血症，骨髄線維症，本態性血小板血症)	
	薬剤	ベンゼン等による再生不良性貧血	汎血球減少
骨髄球系細胞	腫瘍	急性骨髄性白血病	白血球増加，貧血，芽球増加，血小板減少
	その他	ビタミン B_{12} 欠乏，銅欠乏など	白血球減少，貧血
		薬剤性造血障害，放射線性造血障害	

(つづく)

表 32-1 つづき

赤芽球系細胞	腫瘍	赤白血病	貧血，出血傾向　臓器障害
	先天性	先天性赤血球形成異常性貧血 (CDA)	貧血
		Diamond-Blackfan 症候群	貧血，低身長，合併奇形
		サラセミア，鎌状赤血球	貧血
	その他	ビタミン B_{12} 欠乏，葉酸欠乏	貧血，白血球減少
		ビタミン B_6 欠乏	鉄芽球性貧血，痙攣
		赤芽球癆	貧血
		鉛中毒、イソニアジド	鉄芽球性貧血
リンパ球系細胞	先天性	家族性血球貪食リンパ組織球増多症候群	免疫不全，肝脾腫，血球貪食
		原発性免疫不全症	免疫不全
	腫瘍	急性リンパ性白血病	貧血，出血傾向，臓器障害
		Hodgkin リンパ腫	発熱，貧血，脾腫，リンパ節腫大
		非 Hodgkin リンパ腫	発熱，貧血，脾腫，リンパ節腫大
		慢性リンパ性白血病	貧血，血小板減少，肝脾腫，易感染
		多発性骨髄腫	貧血，骨融解，高 Ca 血症，腎障害，易感染
		原発性マクログロブリン血症	貧血，過粘稠
		原発性アミロイドーシス	心不全，腎障害，神経障害，起立性低血圧

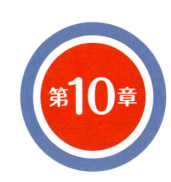

第10章

気軽に顕微鏡で見てみよう！

血液塗抹標本と染色の原理

血球の染色は，Wright-Giemsa 染色，May-Giemsa 染色などを用いています．染色は Romanowsky 染色の原理に基づいており，塩基性色素であるメチレンブルーやアズールは，陰性に荷電している RNA や DNA を青〜紫色に染めます．好酸球顆粒やヘモグロビンなど陽性荷電をもつものはエオジンにより赤〜ピンク色に染まります．このように塩基性色素と酸性色素が解離した状態で標本を染めると，核や顆粒，細胞質などを多彩に染め分けることができます．これを Romanowsky 効果といいます（図 33-1）．

文献
1) Greer JP, et al : Wintrobe's Clinical Hematology 13th Edition. LWW, 2013
2) Murphy K, et al/笹月健彦（監訳）：免疫生物学，原書第 7 版．南江堂，2010
3) 三輪史朗，他：血液細胞アトラス，第 5 版．文光堂，2004

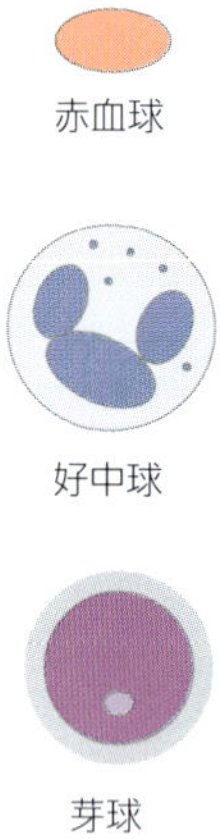

赤血球　ヘモグロビンは塩基性であり，エオジンにより朱色に染まります．

好中球　顆粒は中性であり，赤紫に染まります．細胞質はピンク色，核は青紫に染まります．

芽球　芽球は細胞質に豊富な RNA を持つためメチレンブルーにて青く染まり，幼若で網目の細かい DNA を持つ核は繊細な小豆色に染まります．

図 33-1　血球の染色性効果（Romanowsky 染色）

末梢血カラーアトラス

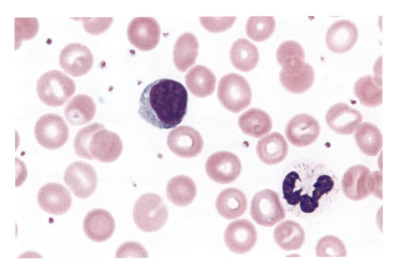

写真1 正常末梢血液像
赤血球の直径は約7μmです．約2μmの赤紫色の血球は血小板です．
中央左上の血球は小型リンパ球です．リンパ球は核のクロマチンが豊富で濃染しており，細胞質はやや青味がかっています．
右下は分節核好中球です．核はクロマチンの粗大な凝集が特徴で，細胞質には小豆色の二次顆粒を認めます． 第8話 p.56

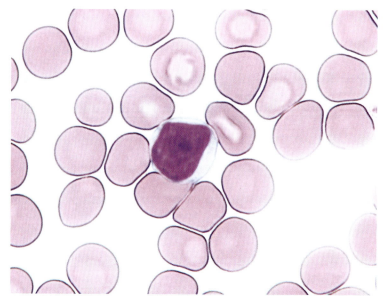

写真2　リンパ球の拡大写真
小型リンパ球の拡大写真です．核はクロマチンが豊富なのでべったりした印象です．顆粒に乏しい細胞質を伴っています．　第8話　p.56

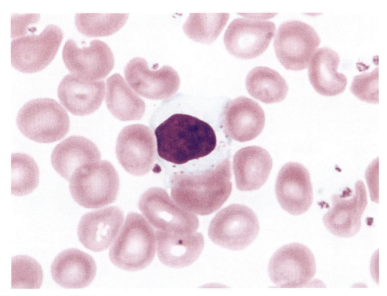

写真3 大顆粒リンパ球（LGL）
大顆粒リンパ球（LGL）です．他のリンパ球よりも大型で広めの細胞質に顆粒をもっています．NK細胞と考えられています． 第8話 p.56

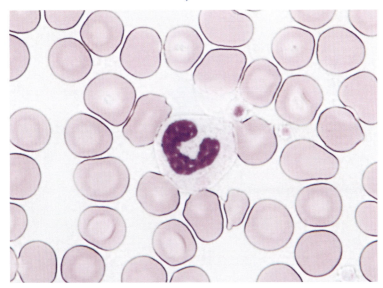

写真4 桿状核好中球
好中球は，骨髄芽球→前骨髄球→骨髄球→後骨髄球→桿状核好中球→分節核好中球の順で分化していきます． 第8話 p.56，第9話 p.59

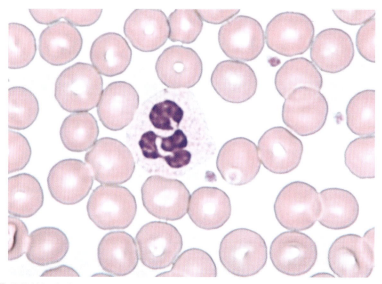

写真5 分節核好中球
核のくびれが短径の1/3以下で分節と定義します．写真は4分節の好中球です．
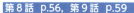
第8話 p.56，第9話 p.59

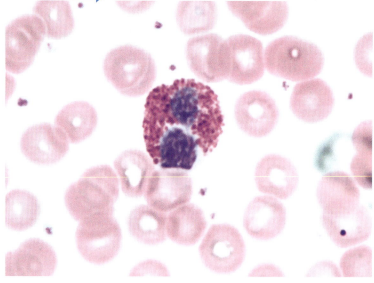

写真6 好酸球
寄生虫など貪食できない大きさの異物を好酸性の顆粒を放出して攻撃する機能をもっています．顆粒内には，メジャーベーシックプロテイン，好酸球ミエロペルオキシダーゼ，好酸球カチオニックプロテイン，好酸球性神経毒などを含んでいます．第8話 p.56，第9話 p.63

末梢血カラーアトラス 243

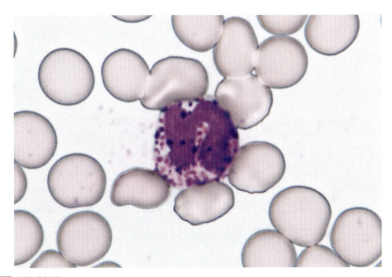

写真7 **好塩基球**
好塩基性の顆粒を有しており，顆粒内にはヒスタミン，セロトニンなどを含んでいます．アレルギー反応に関与するとともに，寄生虫感染に対しても重要な役割をもつと考えられています．
第8話 p.56

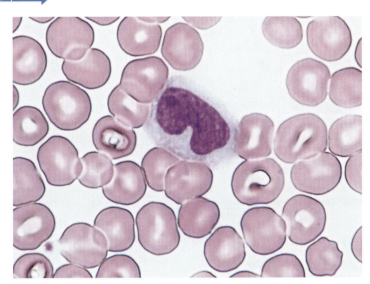

写真8 **単球**
核は好中球に比べて繊細で，網目状あるいはレース状と表現されます．細胞質はやや青みがかった灰色です．第8話 p.56

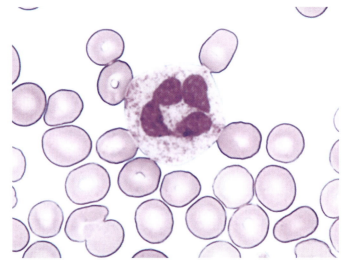

写真9　中毒顆粒を伴った好中球
細胞質にやや粗大な顆粒を多数伴っています．感染症や化学療法後の骨髄回復の際に出現することがあります．第9話　p.59

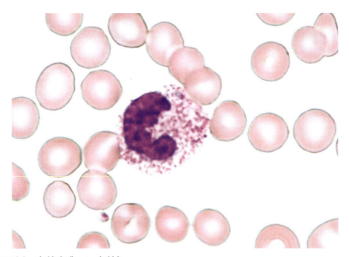

写真10　Döhle 小体（デーレ小体）
写真では細胞質上部に見える灰色がかった青い封入体が Döhle 小体です．巨大血小板と血小板減少を伴う May-Hegglin 異常で見られるので有名ですが，非特異的な反応性の所見でもあり，G-CSF 投与によっても出現することがあります．第9話　p.59

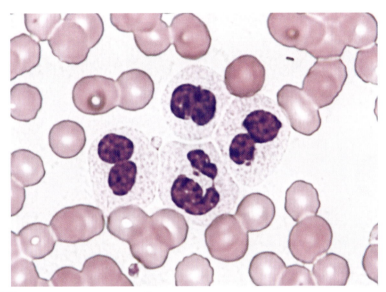

写真11 Pseudo-Pelger Huët 異常
MDS における骨髄球系の代表的な異形成です．1〜2 分葉の低分葉核を有し，特に 2 分葉では Pince nez（19 世紀に流行した鼻に掛けるメガネ）タイプとよばれる左右対称な形が特徴的です．元々の「Pelger-Huët 異常」は 1928 年にオランダの結核の専門家である Karel Pelger がこの異型な血球をもつ 2 名の結核患者報告し，後に，同じくオランダの小児科医 G. J. Huët が，同一家系の患者家族を精査し，3 名が同じ異型血球を有することを見出したことから，遺伝性の血球異常であることがわかったものです．常染色体優性遺伝であり，この異常によく似た形態異常が，MDS でも出現することが知られています． 第7話 p.50

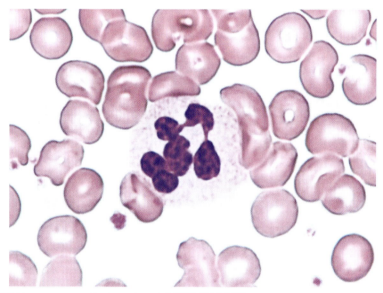

写真12 Hypersegmented neutrophil（過分葉好中球）

好中球は通常3〜5分葉の核をもちます．6分葉以上は明らかに過分葉といえます．ビタミンB_{12}欠乏や葉酸欠乏による巨赤芽球性貧血に伴って出現することが知られています．また，MDSにおいても好中球の過分葉が出現することがあります． 第2話 p.13, 第7話 p.50

末梢血カラーアトラス 247

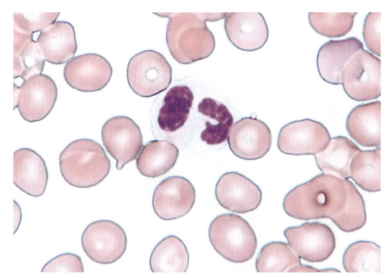

写真13 Hypogranular neutrophil（顆粒の乏しい好中球）
細胞質の顆粒が著しく少ない好中球です．MDS でみられます． 第7話 p.50

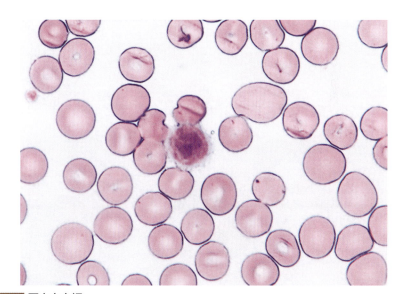

写真14 巨大血小板
正常血小板は 1.5〜3μm ですが，赤血球よりも大きく直径が 10〜20μm にもなるものを巨大血小板とよびます．May-Hegglin 異常が有名ですが，MDS や特発性血小板減少性紫斑病でもみられます． 第7話 p.50，第9話 p.68

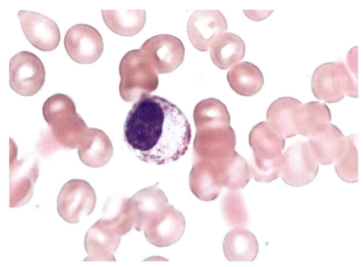

写真15 骨髄球
幼若な骨髄球ではアズール顆粒を多数有し，偏在する核は円形で，クロマチン凝集はやや粗です．核小体は認めません．写真は成熟した骨髄球です．成熟するにつれて好中球性の二次顆粒が優位になります．通常，末梢血に出現することは稀ですが，感染症，炎症，G-CSF投与時に「左方移動」としてみられることがあります．　第8話 p.56, 第9話 p.65

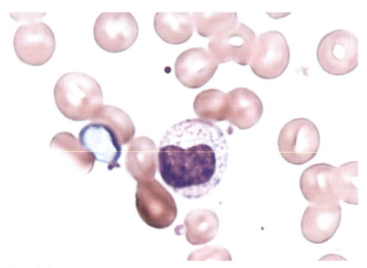

写真16 後骨髄球
骨髄球よりもやや小さく，核にくびれが出現して，腎臓様の形をしています．核小体はみられません．　第8話 p.56, 第9話 p.65

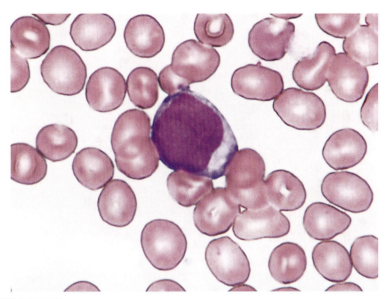

写真17 骨髄芽球
MDSや白血病でみられますが，感染症や炎症あるいは化学療法後の骨髄回復期，G-CSF投与など造血が亢進している場合には，正常人でも末梢血に芽球が出現することがあります．
第10話 p.73

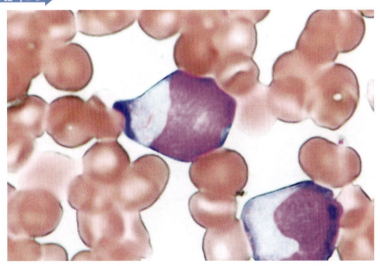

写真18 Auer小体をもつ骨髄芽球
Auer小体をもつ芽球は明らかに病的です．急性骨髄性白血病あるいはMDS-EB-2を示唆します． 第10話 p.73

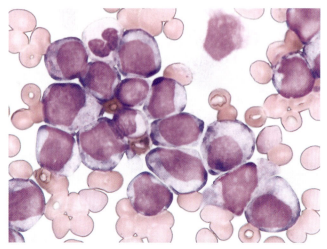

写真19 急性骨髄性白血病細胞（AML）
急性骨髄性白血病は，FAB 分類により M0〜M7 に分けられ各々特徴的な形態をもっています．M0 の芽球は N/C 比が高く，細胞質内の顆粒はほとんどありません．ミエロペルオキシダーゼ（MPO）染色では陰性です．M1 では分化傾向に乏しいが MPO 染色は一部陽性です．M2 では白血病細胞の 10％以上が前骨髄球以降に分化しています．MPO 染色は陽性です．
第10話 p.73

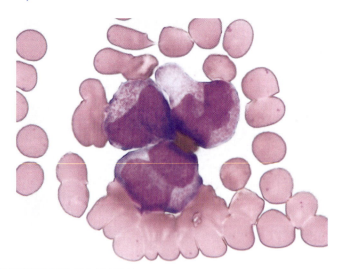

写真20 急性前骨髄球性白血病（APL）
末梢血に出現する芽球は顆粒が豊富で，しばしば Auer 小体を伴います．核はまるで単球のような切れ込みを有する異型な形態をもつことが少なくありません．MPO 染色は強い陽性です．
第10話 p.73

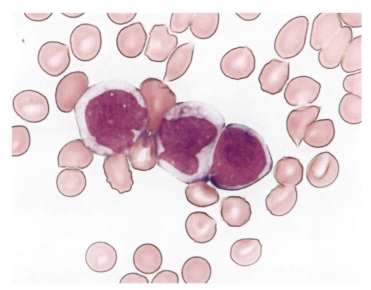

写真21 急性骨髄単球性白血病（AML-M4）
左と中央の細胞は核に切れ込みがあり，細胞質が比較的広い幼若細胞で単球系の芽球と思われます．右は細胞質が狭く核はほぼ円形であり骨髄芽球の特徴をもっています．第10話 p.73

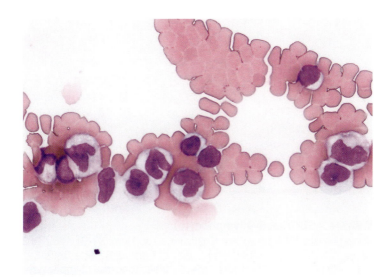

写真22 慢性単球性白血病（CMML）
CMMLは，3カ月以上持続する単球の増加で，末梢血に1,000μL以上，白血球の10％以上が単球であり，末梢血および骨髄で芽球が20％を超えないものとして定義されています．
第9話 p.69

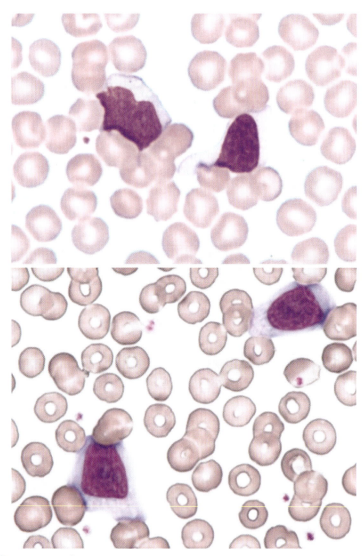

写真23 反応性リンパ球（reactive lymphocyte）
ICSH（国際血液検査標準化協議会）2014年の勧告〔Int J Lab Hem. 37（3）：287-303, 2015〕では，異型リンパ球（Atypical lymphocyte）とよばれていたものを，良性の原因による反応性リンパ球とし，悪性あるいはクローナルな血液疾患由来の Abnormal lymphocyte とに区別するべきとしています．反応性リンパ球の形態は，大きく，核の特徴は，未熟でクロマチンの濃縮に乏しい，核小体をもつ，核の輪郭が不整または分葉しているなどであり，細胞質は広く，淡い青から著明な好塩基性を示します．第8話 p.56，第9話 p.61, 62

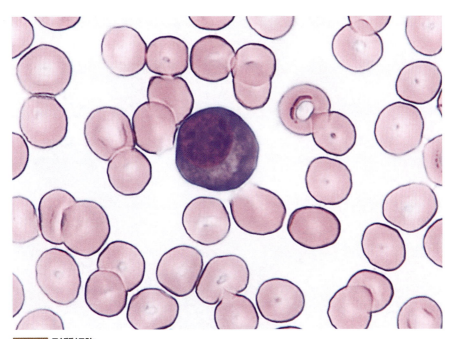

写真24 形質細胞
正常の小型リンパ球よりも大きく，細胞質は好塩基性に染まり，偏在する核の近傍には明るい核周明庭（ゴルジ野）が目立ちます．通常，末梢血に形質細胞を認めることは稀ですが，多発性骨髄腫や原発性マクログロブリン血症などの形質細胞性腫瘍，また他の腫瘍や炎症に伴い，反応性に形質細胞が出現することがあります． 第18話 p.135

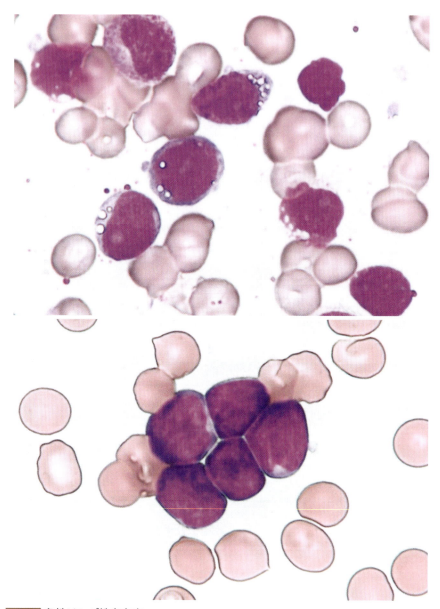

写真25 急性リンパ性白血病
急性骨髄性白血病に比して N/C 比は高く，細胞質には顆粒を有しないことが多いのが特徴で，MPO 染色は陰性です．細胞質に空胞を伴うこともあります．FAB 分類では L1-3 の 3 つに分類されますが，臨床的な意義は AML ほど高くありません． 第10話 p.73, 77

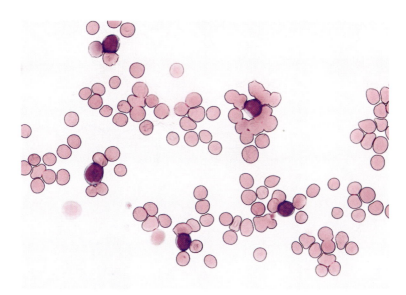

写真26 慢性リンパ性白血病
小型でN/C比の高いリンパ球で核小体もみられます．ほぼ同一形態のリンパ球が増加しており，クローナルな増殖を示唆しています．第8話 p.56, 第9話 p.61, 62, 第14話

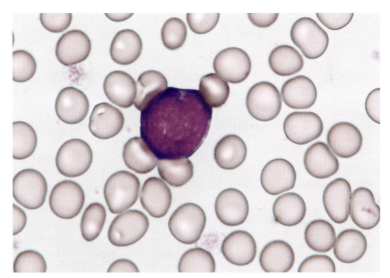

写真27 マントル細胞リンパ腫白血化
核異型があり，N/C比の高い幼若なリンパ系細胞です．
第8話 p.56, 第9話 p.61, 62, 第14話

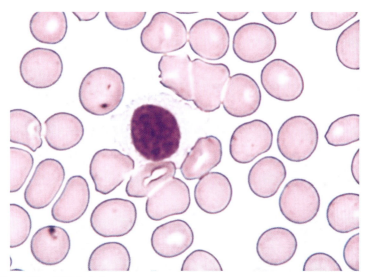

写真28 ヘアリー細胞白血病
正常なリンパ球よりもやや大きく，細胞質辺縁に毛髪状の突起を有する細胞です．細胞質は，淡く青みがかった灰色です．核は円形でそら豆様や2分葉もみられることがあります．
第9話 p.62

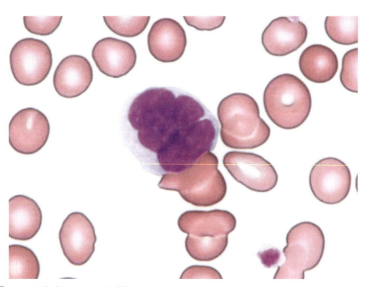

写真29 ATL細胞（フラワー細胞）
HTLV-1感染者の一部は，長い時間をかけて成人T細胞性白血病（ATL）を発症します．慢性型やくすぶり型，急性型では末梢血に特徴的なフラワー細胞がみられることがあります．
第9話 p.62，第16話 p.123

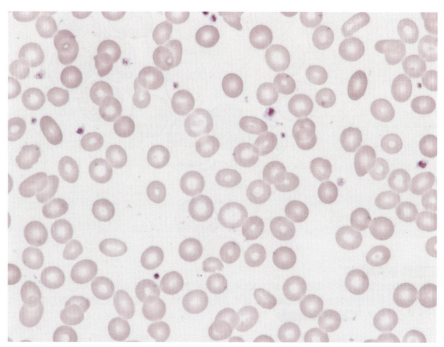

写真30 小球性低色素性貧血

赤血球は大小不同がありますが，全体的には MCV が低く，小球性を示します．1つひとつの赤血球は色素が薄く，ドーナツ状から指輪状に中央が白く抜けてみえるのが特徴です．このタイプの貧血を呈する代表例は鉄欠乏性貧血です．血清鉄，フェリチンが低値で，TIBC，UIBC 高値を示します．また血小板の軽度増加を伴うこともあります．　第2話 p.6

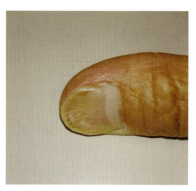

重度の鉄欠乏では，匙状爪（スプーンネイル）とよばれる特徴的な爪の変形が起きることがあります．これは適切な鉄剤の投与によって改善し，正常な形の爪に戻ります．

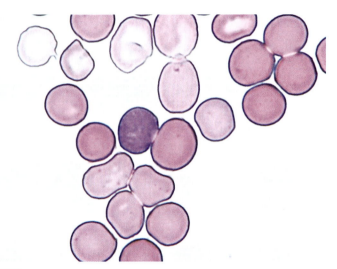

写真31 多染赤血球
他の成熟赤血球に比べて青みがかっています．核酸が豊富な若い赤血球であることを反映しており，出血や溶血性貧血など急性貧血に対する造血反応や，化学療法後の造血回復の際にしばしばみられます．第3話 p.18

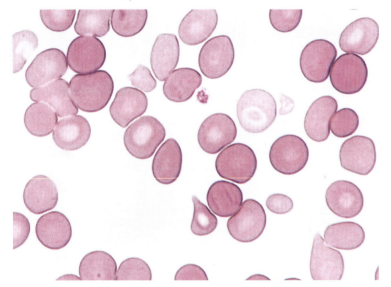

写真32 奇形赤血球，大小不同
大きさの不揃いな赤血球がみられます．同時に破砕赤血球や奇形赤血球も散見されます．大小不同は，溶血性貧血や，造血の回復過程でみられます．破砕赤血球はHUS，TTP，DICなどで出現します．第3話 p.18，第21話 p.165

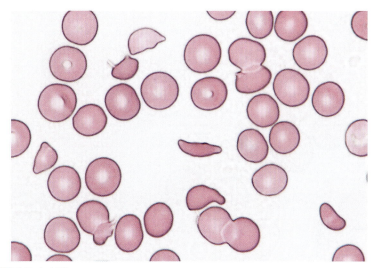

写真33 破砕赤血球
血管内皮傷害に伴い，赤血球の破壊が起きた際にみられます．HUS，TTP，DIC などの際に出現します．第3話 p.18, 第11話 p.88, 第21話 p.165

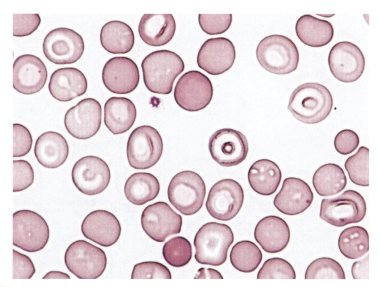

写真34 標的赤血球
赤血球の膜面積／体積の比が大きくなる際にみられるといわれています．赤血球の膜異常や赤血球内 Hb 減少が原因として考えられます．肝機能障害やサラセミアでみられます．
第3話 p.18, 24

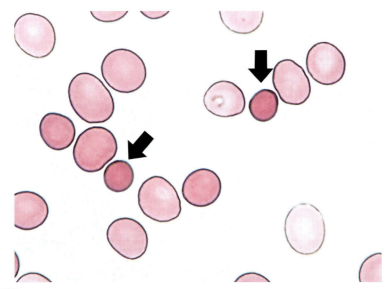

写真35 球状赤血球
小型で球体を呈する赤血球です．MCHCは高値を示します．遺伝性球状赤血球でみられますが，溶血性貧血の際に少数みられることもあります． 第3話 p.18

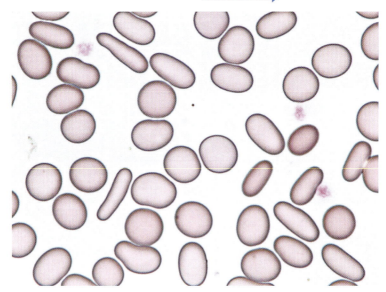

写真36 楕円赤血球
遺伝性楕円赤血球症でみられます．赤血球膜の異常が原因ですが，溶血の程度は軽度であることが多いとされています． 第3話 p.18

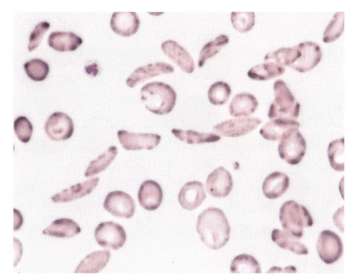

写真37 鎌状赤血球
ヘモグロビンβ鎖の異常によりHbSが増加する遺伝性疾患で,赤血球内でHbSがゲル状になり赤血球変形性の低下が起きて鎌状の形態をきたすと考えられています. 第3話 p.18

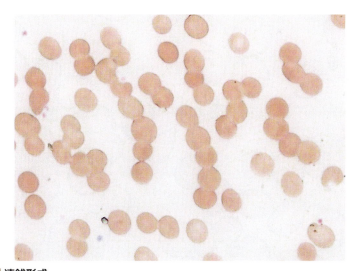

写真38 連銭形成
文字通り硬貨をつなげたように赤血球が連なっています.高γグロブリン血症をきたす多発性骨髄腫やマクログロブリン血症,肝硬変,自己免疫疾患などでしばしばみられます. 第18話 p.133

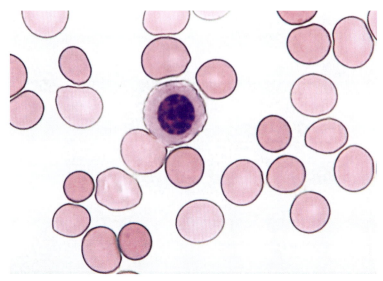

写真39 有核赤血球
脱核していない赤血球です．溶血性貧血など急性貧血に対する反応性造血や，骨髄線維症，脾摘後などでみられます． 第3話 p.18，第9話 p.69

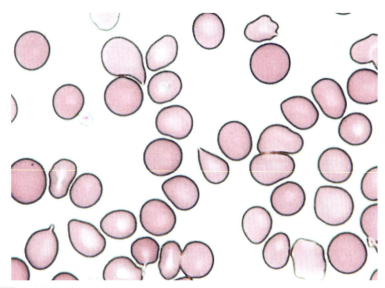

写真40 涙滴赤血球
涙滴の形をした赤血球で，骨髄繊維症，溶血性貧血，サラセミア，悪性腫瘍の骨髄転移などの疾患でみられます． 第9話 p.68

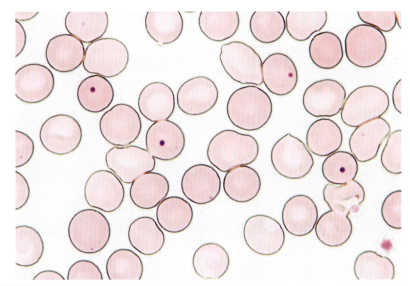

写真41　Howell Jolly 小体
核の遺残と考えられています．脾摘後や機能的脾機能低下，溶血性貧血，MDS などの際にもみられることがあります．　第3話　p.18，第7話　p.50

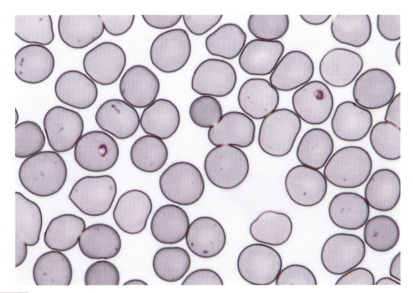

写真42　マラリア原虫
マラリアは赤血球に寄生します．末梢血塗抹標本のギムザ染色で観察されます．

索引

【 】は末梢血カラーアトラスを示す．

acute lymphocytic/lymphoblastic
　leukemia(ALL)　77,【254】
　——の WHO 分類　78
acute myeloid leukemia(AML)　【250】
　——の FAB 分類　75
　——の WHO 分類　76
acute promyelocytic leukemia(APL)
　　　　　　　　　　　　　【250】
ADAMTS13　91
adult T-cell leukemia(ATL)　123
　——の病型, LSG 分類による　124
all trans retinoic acidatra(ATRA)　76
AML-M4(acute myelomonocytic
　leukemia)　【251】
Ann Arbor 分類　119
　—— Costwold 改訂　119
　—— Lugano 改訂　112, 119
anti-thymocyte globulin(ATG)　44
ATL 細胞　【256】
Auer 小体　【249】

B 細胞性リンパ腫　127
BCR/ABL 融合遺伝子　97

C

CD4 陽性 T リンパ球　225
chronic myelomonocytic leukemia
　(CMML)　69,【251】
classical Hodgkin lymphoma　119
CRAB/CRAB 症状　136, 203
Crow-Fukase 症候群　142

DIC スコア, 厚生労働省の　164, 169
diffuse large B cell lymphoma(DLBCL)
　　　　　　　　　　　　111, 114
disseminated intravascular coagulation
　(DIC)　163
　——線溶亢進型　167
　——線溶抑制型　165
Döhle 小体　【244】
DRC 療法　142
Durie-Salmon 病期分類　136
dyskeratosis congenita(DC)　43

EDTA 依存性血小板凝集　94
essential thrombocythemia(ET)
　　　　　　　　　　　　68, 98

FAB 分類, AML の　75
Fanconi 貧血　43
febrile neutropenia(FN)　178, 179
flower cell　124
G-CSF　57, 181

Hans アルゴリズム　114
hemolytic uremic syndrome(HUS)　88
heparin induced thrombocytopenia
　(HIT)　86
HIV 関連悪性リンパ腫　127
Hodgkin リンパ腫　117
Hodgkin lymphoma, nodular sclerosis
　　　　　　　　　　　　　　118
Howell Jolly 小体　【263】

HTLV-1 ウイルス　123
hypereosinophilic syndrome(HES)　63
hypersegmented neutrophil　【246】
hypogranular neutrophil　【247】

idiopathic thrombocytopenic purpura (ITP)　84
International Prognostic Index(IPI)　112
International Prognostic Scoring System(IPSS)　52
ISTH overt DIC 診断基準　164, 169

J

JAK2 遺伝子変異　28, 97

L

large granular lymphocyte(LGL)　【241】

M

MCH　3
MCHC　3
MCV　3
MIAMI　107, 117
myelodysplastic syndrome(MDS)　46
myelodysplastic syndrome/myeloproliferative disorder(MDS/MPN)　68
myeloproliferative disorder(MPN)　65, 68

N

NK 細胞　223
nodular lymphocyte-predominant Hodgkin lymphoma(NLPHL)　119

O

oncological emergency　202

P

POEMS 症候群　142

pseudo-Pelger Huët 異常　47,【245】
pure erythroid leukemia　74

R-CHOP 療法　205
reactive lymphocyte　【252】
red cell distribution width(RDW)　23, 25
reticulocyte production index(RPI)　14, 17, 157, 210
Revised IPSS(International Prognostic Scoring System)　52
Romanowsky 染色　238

The Multinational Association for Supportive Care in Cancer Risk-Index Score(MASCC スコア)　180
thrombotic thrombocytopenic purpura (TTP)　91
transfusion-associate circulatory overload(TACO)　197
transfusion-related acute lung injury (TRALI)　198
tyrosine kinase inhibitor(TKI)　68

VCAP-AML-VECP 療法　123
Vero toxin　88
von Willebrand 病　160
　——，後天性　100

W

Waldenström macrogloburinemia(WM)　141
WHO 分類
　——，ALL の　78
　——，AML の　76

和文

あ
アザシチジン　69
アズール顆粒　【248】
アンチトロンビンIII　152
悪性貧血　12
悪性リンパ種　111

い
イダルビシン　76
イマチニブ　64
異型輸血による溶血反応　191
一次止血　146

え・お
エリスロポエチン　10, 194
オプソニン化　231
温式自己免疫性溶血性貧血　19

か
化学療法　114, 178
可溶性 IL2 受容体(sIL2R)　216
花弁細胞　124
過粘稠症候群　203
過分葉好中球　【246】
顆粒の乏しい好中球　【247】
獲得免疫　223
鎌状赤血球　【261】
桿状核好中球　【241】
寒冷凝集素症　19

き
奇形赤血球　【258】
偽性血小板減少　94
菊池病　106
急性期 DIC スコア　164, 170
急性骨髄性白血病　【250】
　　── の FAB 分類　75
　　── の WHO 分類　76
急性骨髄単球性白血病(AMMoL)　【251】
急性赤白血病　74
急性前骨髄球性白血病　【250】
急性虫垂炎　155
急性白血病　71
急性リンパ性白血病(ALL)　77,【254】
　　── の WHO 分類　78
球状赤血球　【260】
巨赤芽球性貧血　12
巨大血小板　【247】
凝固因子製剤補充療法，手術・処置における　156

く・け
クロスミキシング試験　159
形質細胞　【253】
形質細胞性疾患　132
　　── のスペクトラム　140
血液腫瘍と免疫不全　185
血液の組成　218
血管内リンパ腫　215
血球貪食症候群　38, 61, 94, 216
血小板減少　211
　　── の鑑別　94
　　── の原因　83
血小板増多症　99
血清総蛋白　213
血栓血小板減少性紫斑病　91
血栓症　171
結節硬化型 Hodgkin リンパ腫　118
原発性アミロイドーシス　139
原発性骨髄線維症(PMF)　68
原発性マクログロブリン血症　141

こ
古典経路　228
好塩基球　【243】
好酸球　【242】
好中球の働き　221
抗胸腺細胞グロブリン　44
抗原提示細胞　225
後骨髄球　【248】

後天性 von Willebrand 病　100
後天性血友病　158, 160
厚生労働省 DIC スコア　164, 169
高γグロブリン血症　133
国際予後分類，悪性リンパ腫　113
骨髄異形成症候群　46
──，慢性心不全を伴う　193
骨髄異形成症候群／骨髄増殖性疾患　68
骨髄芽球　【249】
骨髄球　【248】
骨髄増殖性疾患　65, 68

さ

サラセミア　23
左方移動　【248】
再生不良性貧血　41, 43
細胞傷害性Tリンパ球　226
匙状爪　【257】
酸素運搬能　193

し

シクロスポリン　44
シタラビン　76
止血と線溶のメカニズム　146
自然免疫　223
志賀毒素　88
自己免疫性溶血性貧血　18
持続輸注の方法　156
瀉血　29
腫瘍学的緊急症　202
小球性低色素性貧血　【257】
小球性貧血　5
真性多血症（PV）　27, 68
深部静脈血栓症　172

す・せ

スプーンネイル　【257】
正球性正色素性貧血　10
正球性貧血　9
正常末梢血液像　【239】
成人T細胞性白血病　123

──の病型，LSG 分類による　124
赤血球の連銭形成　133
赤血球分布幅　23, 25
線溶亢進型 DIC　167
線溶抑制型 DIC　165

組織球性壊死性リンパ節炎　106
相対的多血症　28
造血幹細胞と血球の分化　219
造血システムの異常　234
続発性多血症　28
続発性免疫性溶血性貧血　22

た

タバコと多血症　30
ダウノルビシン　76
多血症　26
多染赤血球　【258】
多発性骨髄腫　134, 183
──に伴う高カルシウム血症　203
多発性骨髄腫 IgGκ型　135
楕円赤血球　【260】
胎生期における造血発生　219
大顆粒リンパ球　【241】
大球性高色素性貧血　12
大球性貧血　11
第二経路　231
高月病　142
単球　【243】

ち

チロシンキナーゼ阻害剤　68
中毒顆粒を伴った好中球　【244】

て

デスモプレシン　161
低ガンマグロブリン血症に伴う肺炎球菌肺炎　184
低ナトリウム血症　205
適応免疫　223

鉄欠乏性貧血　6
鉄代謝のしくみ　9
伝染性単核球症，サイトメガロウイルス感染による　61

トランスフェリン　7
トレチノイン　76
トロンボモデュリン　152, 170, 173
銅欠乏　39
特発性血小板減少性紫斑病(ITP)　84
特発性好酸球増加症候群(HES)　63

な・に
中尾の式　8
二次止血　147
二次性貧血，慢性疾患に伴う　11

は
ハイドロキシウレア　29, 100
破砕赤血球　【259】
播種性血管内凝固症候群(DIC)　163
肺動脈血栓症　172
白血球減少　209
　――の鑑別　210
　――の鑑別診断アルゴリズム　39
白血球増加
　――の鑑別　211
　――のメカニズム　55
発熱，高齢者の(IDSA の定義)　179
発熱性好中球減少　178
反応性リンパ球　【252】

ひ
ビタミン B_{12} 欠乏　14
ビタミン B_{12} 製剤　13
びまん性大細胞型 B 細胞性リンパ腫
　(DLBCL)　111, 128, 215
非 Hodgkin リンパ腫　128
非典型的溶血性尿毒症症候群(HUS)　90
非典型的慢性骨髄性白血病(CML)　69

標的赤血球　【259】
貧血　2, 210
　――の原因　2

フィラデルフィア染色体陽性急性リンパ性白血病　73
フェリチン　6
フラワー細胞　【256】
ブレンツキシマブベドチン　120
プレドニゾロン　181
プロテアソーム阻害薬　137
プロテイン C　152, 173
プロテイン S　152, 173
プロテイン S 欠乏症　173
副経路　231
分節核好中球　【242】

へ
ヘアリー細胞白血病　【256】
ヘパリン惹起性血小板減少症(HIT)　86
平均血球ヘモグロビン濃度(MCHC)　3
平均血球ヘモグロビン量(MCH)　3
平均血球容積(MCV)　3

ほ
ボーラス輸注の方法　155
補体　225
発作性寒冷ヘモグロビン尿症　19
発作性夜間ヘモグロビン血症　43
本態性血小板血症(ET)　68, 98

マクロファージによる病原体の処理　222
マクロファージの働き　222
マラリア原虫　【263】
マントル細胞リンパ腫白血化　【255】
慢性好中球性白血病　68
慢性骨髄性白血病(CML)　67

慢性骨髄単球性白血病　69
慢性単球性白血病　【251】
慢性リンパ性白血病　【255】

む・め

無顆粒球症の原因となりやすい薬剤
　　　　　　　　　　　　　　36
免疫性溶血性貧血　18
免疫チェックポイント　224
免疫チェックポイント機構　230

も

モガムリズマブ　126
目標 Hb 値　194

や・ゆ

薬剤性無顆粒球症　36
輸血　190
　――のタイミング　193
輸血関連急性肺障害(TRALI)　198
輸血関連循環過負荷(TACO)　197
有核赤血球　【262】

よ

予測 Hb 上昇値　195

予測血小板増加値　195
溶血性尿毒症症候群(HUS)　88
溶血性貧血　16
葉酸欠乏　13, 14

り

リツキシマブ　142, 181
リンパ腫発生と組織型　112
リンパ節結核　108
リンパ節腫脹　104
　――の原因　107
良性単クローン性蛋白血症(MGUS)　136

る

ルキソリチニブ　68
涙滴赤血球　【262】

れ

レクチン経路　228
レナリドミド　53, 126, 137
連銭形成　【261】

わ

ワルファリン　174

萩原 將太郎（はぎわら しょうたろう）
　筑波大学医学医療系教授　水戸地域医療教育センター

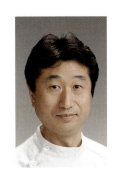

　1990年浜松医科大学卒業．当時は珍しかった米国式レジデンシープログラムに憧れて沖縄県立中部病院に入職．平均睡眠時間4時間未満のつらく楽しい2年間の研修医生活を送りました．ここでの体験と人脈は私の一生の財産です．その後，本土へ戻り自治医科大学血液内科，国立国際医療研究センターにて血液内科の専門研修を修めました．今振り返ってみてもなぜ血液内科を選んだのかはよく覚えていませんが，ハブ咬傷からみるみるうちにDICを起こして体中から出血した患者，ATL患者の全身性糞線虫症，好酸球増多症で矢状静脈洞に血栓をつくり急激な脳圧亢進によって呼吸停止した喘息患者など，研修医時代の強烈な経験が血液内科を選ばせたのかもしれません．2001年どうしても米国臨床留学への想いを断ち切れず，母校の恩師である吉田孝人先生に泣きついてご紹介いただいたシアトルのFred Hutchinson Cancer Research Centerへ留学．造血幹細胞移植の臨床を通して多職種チーム医療，感染管理，栄養管理など多くのことを学びました．シアトル時代の同僚とは，今でも日米欧の共同研究を続けており，一緒に国際学会に発表しています．帰国後は静岡県立静岡がんセンター血液幹細胞移植科医長，国立国際医療研究センター医長，東京女子医科大学を経て2021年より現職です．
　医学生や研修医には，できる限りわかりやすく解説するように心がけています．
　Graduate Diploma of Clinical Epidemiology（Newcastle大学臨床疫学医学統計センター），医学博士（自治医科大学）